中藥

完美配對調理法

名醫教你對症調養消百病

本書內容是紀清醫師、王桂茂博士多年來研究的精華彙集，其內容普遍適用於一般社會大眾；但由於個人體質多少有些差異，若在參閱、採用本書的建議後仍未能獲得改善或仍有所疑慮，建議您還是向專科醫師諮詢，才能為您的健康做好最佳的把關。

推薦序

　　中醫治病、調養講究辯證論治，許多疾病的病因並非簡單的一種，每種病因都有其最對症的中藥。例如最常見的也較簡單的風寒感冒，最直接的病因是外感風寒，也就是風寒邪氣傷肺氣，典型的治療方法就是祛風散寒，其中風和寒就是兩個致病外因，所以祛風藥（白芷、獨活等）和散寒藥（肉桂、乾薑等）是治療外感風寒中必不可少的。一些對症的中藥，放在一起使用有加成的作用，一些中藥的藥效很好，但是有一定之毒性，而搭配其它中藥可以降低甚至消除這種毒性，又不影響藥效，所以一般中醫處方，往往開出的是許多中藥組成的藥方，而不是單味中藥。中醫開藥配伍有「君、臣、佐、使」之說，每一藥味都有其獨特的作用，一般家庭居家中藥調養，可以從最重要的兩味或幾味藥入手學習、使用，更能了解中藥配伍的具體作用和意義。

　　《中藥完美配對調理法：名醫教你對症調養治百病》一書，由紀清及王桂茂兩位上海資深中醫師撰寫，分享其多年之臨床經驗。第一章先介紹中藥的藥性，包括寒、熱、溫、涼四氣及酸、苦、甘、辛、鹹五味。人有寒、熱、虛、實之體質，藥物有寒、熱、溫、涼之藥性，以藥物之寒、熱、溫、涼來調整人體之寒、熱、虛、實體質，即所謂的「寒者熱之，熱者寒之，溫者涼之，涼者溫之」，讓身體達到平衡。酸味藥，酸，「能收、能澀」，即具有收斂，固澀的作用；苦味藥，苦，「能洩、能燥、能堅」，即具有清瀉火熱、洩降氣逆、通洩大便、燥濕、堅陰等作用；鹹味藥，鹹，「能下、能軟」，即具有瀉下、通便、軟堅散結的作用；甘味藥，甘，「能補、能和、能緩」，即具有補益、和中、調和藥性和緩急止痛的作用；辛味藥，辛，「能散、能行」，即具有發散、行氣、行血的作用；淡味藥，淡，「能滲、能利」即具有滲濕利水的作用。

第二章起分別介紹身體常見疾病的中藥配伍，包括消化系統、呼吸系統、心神類疾病、頭面部疾病、心血管疾病、肝膽類疾病、泌尿系統疾病、四肢關節疾病、慢性病、男女疾病、及其它等。第十三章特別介紹小兒常見疾病的中藥配伍。對每一類疾病之常見症狀，都提出完美藥對，也對藥對之藥物功效加以介紹，並各舉 1-2 個對症調養方，包括食材、做法及用法，並附上各調養方之彩色圖片。

　　閱讀全書初稿，發現本書圖文並茂，內容豐富，深入淺出，彩色印刷精美，對各種中藥藥對調理法，都有詳細介紹。不但對一般民眾、初學者，有很好參考價值，對年輕中醫師也有很大之幫助，欣聞本書即將付梓，樂於寫序推薦，與大家分享。

中國醫藥大學中國藥學暨中藥資源學系教授

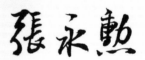

前 言

中醫治病、調養講究辨證論治。

許多疾病的病因並非簡單的一種，每種病因都有其最對症的中藥。

中藥治病，不僅講究治，更講究養，所以治養結合才是使用中藥的精髓。

中醫認為人的五臟六腑是互相關聯的，有時候治療一個部位的疾病 配合一些補益其他部位的中藥效果會更好。

一些對症的中藥，放在一起使用，藥效會更強，發揮1＋1＞2的作用。

一些中藥的藥效很好，卻有一定的毒性，但是搭配其他中藥卻可以降低，甚至是消除毒性又不影響藥效。

所以我們看中醫的時候往往開出的是許多中藥組成的藥方，而不是單味中藥。中醫開藥配伍，有「君臣佐使」之說，每一味藥都有其獨特的作用。

家庭中藥調養，我們可以從最重要的兩味或者幾味藥入手學習、使用，這樣就能更了解中藥配伍的具體作用和意義。

中藥配對，功效加倍。

目 錄

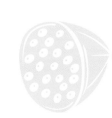

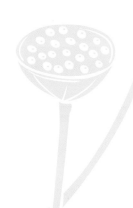

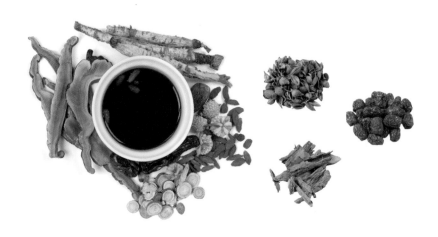

第四章　常見心神類疾病中藥配伍
——神清氣爽，身體自然好／59

第五章　頭面部疾病中藥配伍
——頭面清爽，一身輕鬆／75

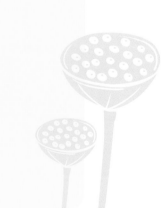

第六章　心臟、血液類疾病中藥配伍
——解決煩「心」事／89

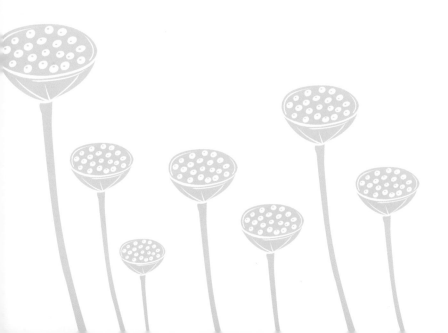

第七章　肝膽類疾病中藥配伍
——清肝利膽，一身輕鬆／*103*

第八章　泌尿系統疾病中藥配伍
——輕鬆解決難言之隱／*115*

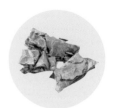
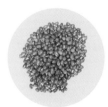
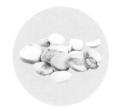
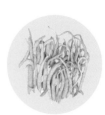

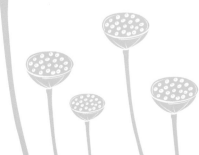

第十一章　男女疾病中藥配伍
——輕鬆解決各種難言之隱／ *143*

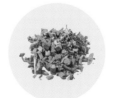
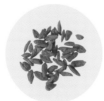

第十二章　其他常見病症中藥配伍
——小病不求醫，在家輕鬆解決／*171*

第十三章　小兒常見症病的中藥配伍
——寶寶小病不求醫／*185*

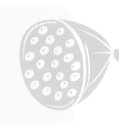

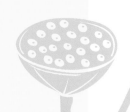

第 1 章

中藥辨證搭配，功效加倍

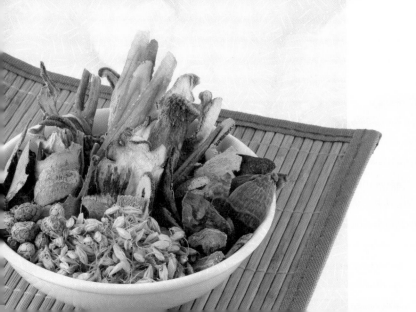

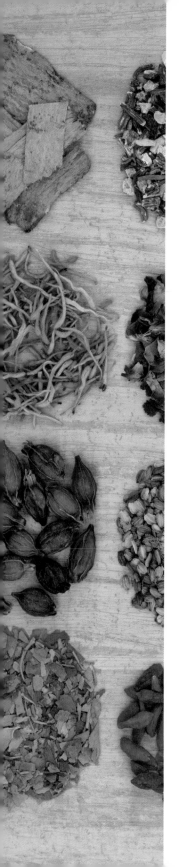

任何疾病都是多種「作用力」的結果

　　中醫講究辨證治療，對症下藥，因為任何一種疾病都可能是多重「作用力」的結果。

　　比如最常見也相對簡單的風寒感冒，最直接的病因是外感風寒，也就是風寒邪氣傷肺氣。

　　最典型的治療方法就是驅風散寒，其中風和寒就是兩個致病外因，所以祛風藥和散寒藥是治療外感風寒中必不可少的藥方。

　　同時，中醫認為內正則外邪不侵，外感風寒很可能是因為肺氣不足所引起，所以肺氣虛弱的人還可能增加一些健肺、宣肺氣的藥。感冒時間長了，會影響到其他器官，比如會沒有胃口，就會加一些開胃、健胃的藥。

　　所以即便是小小的感冒，我們去看中醫的時候，不同的人開的藥方也會不一樣，因為經過辨證，醫生會根據你生病的各種因素，對症下藥。

　　但是，同一種外感疾病，又有共性，所以一些簡單的單方或者兩三味的藥方以及中成藥，大多是針對這種共性而來的。比如風寒感冒的時候，都會熬一些薑湯喝，因為薑湯可以宣肺散寒，這是針對病因中最重要的一點。

　　所以生活中，一些單方或者簡單的配伍，是可以互相交流使用的，因為其多針對主要病因，而一些臨床上較複雜的方子，則不能拿過來照抄，因為這是醫生針對某一個人辨證而開的藥方。

　　本書的配伍中藥也是選擇有共性的病症來對症下藥，讀者可以根據自己的病症選擇使用。

中藥配伍使用發揮 $1+1>2$ 的作用

使用中藥配伍，有加乘效果！

首先，中藥配伍可以做到標本兼治。

比如便祕，大多數情況下是因為陰陽不調，使大腸有火導致的，這是本；而大便乾燥排泄不暢，這是標。

有一點養生經驗的人都知道便祕要潤腸通便，吃一些香蕉、蜂蜜、核桃、百合等有較好的效果，但這是治標，就算暫時緩解了，如果陰陽依舊不調和，還是上火，那麼以後還很可能複發。

所以調理陰陽才是治本的方法，比如用升麻和枳殼，可以升清降濁，從根本上治療陰陽失調而引發的便祕。

其次，中藥配伍可以做到多管齊下。

比如久病引起的咳嗽，身體虛弱，久病導致體內氣機鬱結，稍微外感邪氣，就會傷肺而咳。

麻黃和杏仁配伍，麻黃具有宣肺的作用，是一個向上的作用力，而杏仁具有下氣開痺的的作用，是一個向下的作用力，兩者搭配，一上一下，共同宣通人體氣機。麻黃還有發汗散寒、宣肺平喘、利水消腫等功效。杏仁則具有調理脾胃、下氣開痺、祛痰止咳、平喘等功效。用於食滯脘痛、喘滿、傷燥咳嗽、寒氣奔豚、耳聾、喉痺、腸燥便祕等症。兩藥一宣一降，合用宣降得宜，肺氣得調則可調一身之氣機。

最後，中藥配伍可以減輕副作用。

一些疾病，有一些中藥非常有效，但是有時候這類藥有一定的毒性，如附子。那麼就需要用一些既能解毒又不影響藥效的中藥來調和，比如甘草。有經驗的人會發現，藥方中含有毒中藥時，經常會搭配生甘草，因為其有解毒效果。

還有一些中藥藥效很好，但是藥效過強，如果病人的身體十分虛弱，那麼就需要用一些藥性相反、藥效較弱的藥來中和，從而使其藥性緩和。

配伍仍然離不開最基本的四性五味

　　所謂四性，是從陰陽擴展出來的中藥寒、熱、溫、涼四種藥性，其中寒、涼屬陰，溫、熱屬陽。《黃帝內經》中有「寒者熱之，熱者寒之」的說法，即四性為調節陰陽寒熱平衡的基本原則，熱病用寒藥，寒病用熱藥。

　　五味的本義是指藥物的真實滋味，由於藥物「入口則知味，入腹則知性」，因此，古人將藥物的滋味與作用聯繫起來，並用滋味來解釋藥物的作用，形成了五味理論。藥性的五味，是指藥物有酸、苦、甘、辛、鹹五種不同的味道，因而具有不同的治療作用，有些藥物還具有淡味或澀味，因而實際上不止五種。但是，五味是最基本的五種滋味，所以仍然稱為五味。

寒、熱、溫、涼，中藥的四性

溫熱性質的中藥

　　具有溫裡散寒、暖肝散結、補火助陽、溫陽利水、溫經通絡、引火歸原、回陽救逆等作用，主要用於寒證或功能減退的症候。如乾薑、當歸、何首烏、熟地黃、紅棗、龍眼肉、鹿茸、海馬等。

乾薑　　何首烏

寒涼性質的中藥

　　具有清熱瀉火、涼血解毒、滋陰除蒸、瀉熱通便、清熱利水、清熱化痰、清心開竅、涼肝息風等作用，主要用於熱證或功能亢進性疾病。如桑葉、葛根、金銀花、綠豆、梔子、蒲公英、板藍根等。

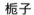

梔子　　葛根

平性的中藥

　　藥性平和，多為滋補藥，用於體質衰弱或寒涼、不適應溫熱性質中藥者。如黨參、太子參、靈芝、蜂蜜、阿膠、甘草、枸杞子等。

黨參　　靈芝

酸、苦、甘、辛、鹹，五味中藥補五臟

酸味藥

酸，「能收、能澀」，即具有收斂、固澀的作用，一般來講，固表止汗、斂肺止咳、澀腸止瀉、固精縮尿、固崩止帶的藥物多具有酸味。酸味藥多用於治體虛多汗、肺虛久咳、久瀉腸滑、遺精滑精、遺尿尿頻、崩帶不止等症。如五味子固表止汗，烏梅斂肺止咳，五味子澀腸止瀉，山茱萸澀精止遺，赤石脂固崩止帶等。

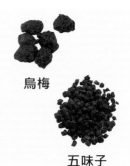

烏梅

五味子

苦味藥

苦，「能洩、能燥、能堅」，即具有清瀉火熱、洩降氣逆、通洩大便、燥濕、堅陰（瀉火存陰）等作用。一般來講，清熱瀉火、下氣平喘、降逆止嘔、通利大便、清熱燥濕、苦溫燥濕、瀉火存陰的藥物多具有苦味。故苦味藥多用於治熱證、火證、喘咳、嘔惡、便祕、濕證、陰虛火旺等，如黃芩、梔子清熱瀉火，杏仁、葶藶子降氣平喘，半夏、陳皮降逆止嘔，大黃、枳實瀉熱通便，龍膽、黃連清熱燥濕，蒼朮、厚朴苦溫燥濕，知母、黃柏瀉火存陰等。

黃芩

梔子

杏仁

葶藶子

甘味藥

甘，「能補、能和、能緩」，即具有補益、和中、調和藥性和緩急止痛的作用，一般來講，滋養補虛、調和藥性及止痛的藥物多具有甘味。甘味藥多用於正氣虛弱、身體諸痛及調和藥性、中毒解救等幾個方面，如人參大補元氣，熟地黃滋補精血，飴糖緩急止痛，甘草調和藥性並解藥食中毒等。

熟地黃

甘草

人參

辛味藥

辛，「能散能行」，即具有發散、行氣、行血的作用，一般來講，解表藥、行氣藥、活血藥多具辛味。

紫蘇葉　　　木香　　　川芎

因此，辛味藥多用於治表證及氣血阻滯之證，如紫蘇葉發散風寒，木香行氣除脹，川芎活血化瘀等。具有芳香氣味的辛味藥，除有能散、能行的特點之外，還具有芳香辟穢、芳香化濕、醒脾開胃、芳香開竅等作用。

鹹味藥

鹹，「能下、能軟」，即具有瀉下通便、軟堅散結的作用，一般來講，瀉下或潤下通便及軟化堅積、消散結塊的藥物多具有鹹味。鹹味藥多用於治大便燥結、瘰癧痰核、癭瘤、痞塊等，如芒硝瀉熱通便，海藻、牡蠣消瘰散癭，甲魚軟堅散結等。

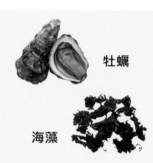

牡蠣

海藻

淡，「能滲、能利」，即具有滲濕利水的作用，故不少利水滲濕的藥物都具有淡味。淡味藥多用於水腫、腳氣、小便不利之症，如薏仁、通草、燈心草、茯苓、豬苓、澤瀉等。

澀，與酸味藥的作用相似，多用於虛汗、泄瀉、尿頻、遺精、滑精、出血等症，如蓮子固精止帶，烏梅斂肺澀腸等。

中藥裡往往單味藥者少，多數藥物皆由數位藥配製而成。此外，每種藥物都同時具有性和味，因此必須將兩者綜合起來，才能準確地辨別藥物的作用，從而很好地掌握藥性，並正確用藥。

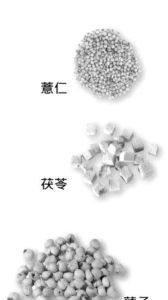

薏仁

茯苓

蓮子

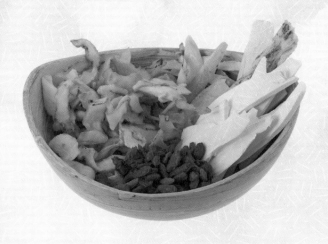

第 2 章

常見消化系統疾病中藥配伍

——吃好、消化好，身體才能好！

感冒等疾病初期導致的食慾不振

　　我們都有這樣的經驗，剛生病的時候（尤其是感冒等外感類疾病），人往往會變得沒有胃口，這是因為外邪傷肺氣以後，肺又影響到了胃，這時候除了對症食補藥補以外，也要用一些健脾開胃的飲食來調養。

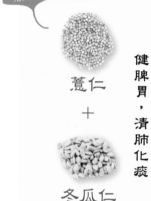

完美配對

薏仁
＋
冬瓜仁

健脾胃，清肺化痰

薏仁性微寒，味甘、淡，歸脾、胃、肺經，能健脾胃、利濕氣、清肺熱，有增進食慾的功效。
冬瓜仁味甘，性寒，能清肺化痰、利水消癰、益胃氣。

兩者相搭配，既能養肺、清肺化痰，調和營衛來抵禦疾病，又能補脾健胃，增加食慾，是疾病初期時的最佳選擇。

對症調養方

雙仁小米粥

食材　薏仁 20 克，冬瓜仁 5 克，小米 50 克，紅棗 2 枚。

做法　將所有材料淘洗乾淨，加適量水熬成粥即可。

用法　每天代早餐食用，孕婦禁用。

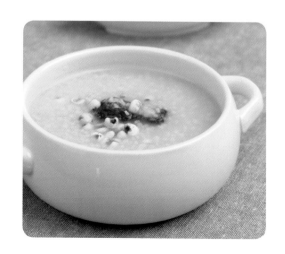

夏季炎熱引起的**食慾不振**

夏天氣溫高，人們出汗多、飲水多，胃酸被沖淡，消化液分泌相對減少，導致消化功能減弱，容易讓人產生不想吃飯的感覺。再加上人們夏天喜喝冷飲來消暑解渴，但冷飲會刺激腸胃道，更容易導到食慾不振。所以在夏季防暑防熱的同時，也應適當調整飲食減輕腸胃負擔。

完美配對

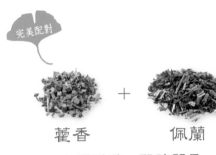

藿香　＋　佩蘭

化濕辟穢，醒脾開胃

藿香味辛，性微溫，歸脾、胃、肺經。具有袪暑解表、化濕和胃、辟穢袪濕等功效。用於食慾不振、濕濁中阻、脘痞嘔吐、暑濕倦怠、腹痛吐瀉等症。

佩蘭味辛，性平，歸脾、胃、肺經。具有宣濕化濁、醒脾開胃、發表解暑等功效。用於食慾不振、濕濁中阻、脘痞嘔惡、口中甜膩、口臭、多涎、暑濕表證、頭脹胸悶等症。

兩者搭配，藿香驅暑熱、和脾胃、解表，佩蘭化濕濁、袪胃中穢濁陳腐戾氣。兩藥合用的作用非常好，可袪除中焦濕氣、振奮脾胃陽氣、化濕辟穢、醒脾開胃。

對症調養方

藿香佩蘭飲

食材 藿香 5 克，佩蘭 5 克，白荳蔻仁 2 克，生薑 2 片。

做法 將藥材加水煎煮，沸騰後約 10 分鐘即可關火。

用法 取汁代茶飲。

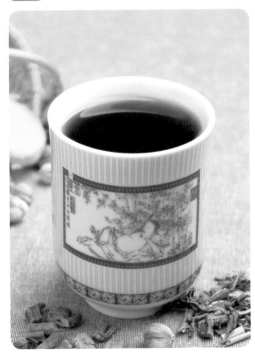

肝鬱傷胃引起的 食慾不振

　　我們在生活中常會遇到這種問題，在氣憤、煩躁、心情壓抑、情緒失控過後，總會感到厭食。中醫認為這是由於肝鬱氣滯，導致肝鬱乘脾，脾胃功能受到影響，由此可見肝功能失常會影響脾胃，直接導致食慾不振，而下面的藥方可以改善此類症狀。

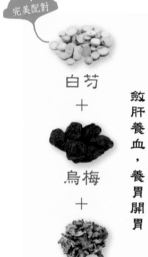

完美配對

白芍 ＋ 烏梅 ＋ 木瓜

斂肝養血，養胃開胃

白芍味苦、酸，性微寒，歸肝、脾經。具有養血和營、斂陰平肝、調理肝氣的功效。

烏梅味酸，性平，歸肝、脾、肺、大腸經。具有斂肺止咳、澀腸止瀉、生津開脾胃之效。

木瓜味甘，性平，歸肝、脾經，具消食下乳、除濕通絡、解毒驅蟲之效，主治胃腸消化不良。

三者共用，可斂肝養血、養胃開胃，對肝鬱傷胃引起的食慾不振效果顯著。

對症調養方

白芍梅茶

食材　白芍5克，烏梅2枚，木瓜3克，綠茶3克。

做法　用250毫升的開水沖泡飲用，可沖飲至味淡。

用法　代茶飲。

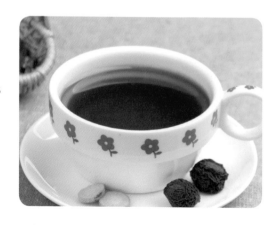

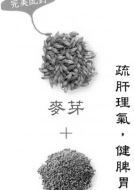

完美配對

麥芽

＋

穀芽

疏肝理氣，健脾胃

麥芽味甘，性平，歸脾、胃經。具有消食化積、疏肝行氣等功效。多用於食積不消、腹滿泄瀉、噁心嘔吐、食慾不振等症。

穀芽味甘，性平，歸脾、胃經。具有消食和中、健脾開胃等功效。多用於食積停滯、脹滿泄瀉、脾虛少食等症。

麥芽消食化積、疏肝行氣，穀芽健脾開胃、消食和中，兩者皆具生發之氣，搭配同用，可疏理肝氣、升發胃氣、開脾健胃，且營養美味，老少皆宜。

對症調養方

雙芽山楂瘦肉湯

食材 豬瘦肉 200 克，穀芽 20 克，麥芽 20 克，山楂 20 克，薑、鹽各適量。

做法 將豬瘦肉洗淨切塊，汆燙後撈起；穀芽、麥芽和山楂沖水洗淨。煮沸砂鍋裡的清水，放入所有材料（鹽除外），用大火煮沸，轉小火煲 1.5 小時，最後放鹽調味即可食用。

用法 隨餐食用。

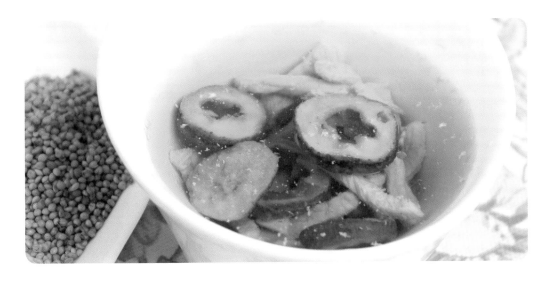

久病體虛引起的

胃氣不足，消化不良

　　長時間生病體質虛弱的人，通常胃腸功能也會隨之減弱、失調，胃氣不足、胃陰受損，引發胃腸功能紊亂、消化不良等症狀，進一步造成營養不良，體質虛弱，此時不妨選用一些養胃開胃的飲食來調養。

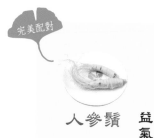

完美配對

人參鬚
＋
石斛

益氣養胃，開胃

人參鬚味甘、苦，性平，歸肺經。具有益氣生津、潛陽降火、止渴等功效。用於咳嗽吐血、病後虛火、口渴、胃虛嘔逆等症。

石斛味甘，性微寒，歸胃、肺、腎經。具有生津益胃、滋陰清熱、潤肺益腎等功效。用於熱病傷津、口乾煩渴、胃陰不足、胃痛乾嘔等症。

人參鬚益氣生津降火，石斛滋陰清熱益胃，兩者均有益氣生津功效，輕清輕補，合用相得益彰。益氣養胃強身，對於久病體虛引起的胃氣不足、消化不良具有顯著療效。

對症調養方

人參鬚石斛雞湯

食材　烏骨雞 1 隻（約 350 克），人參鬚、石斛各 10 克，紅棗 4 枚，鹽適量。

做法　將烏骨雞處理洗淨，汆水撈起裝鍋後，注入清水煮沸，將餘料放入鍋裡，用大火煮沸後轉小火慢燉 1 小時後，加鹽調味即成。

用法　隨餐食用。

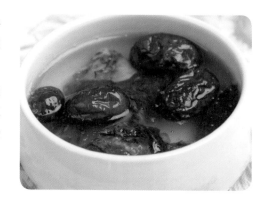

胃熱上逆引起的嘔吐

　　胃熱也就是胃火，通常由邪熱犯胃、不良飲食習慣、鬱結化熱化火所引起，而肝膽之火橫逆犯胃，也可以引起胃火。胃火旺盛、上炎，會導致胃氣上逆，引起噁心、嘔吐酸苦黃水等症，應適當調理飲食，中醫治療宜以清胃熱、降胃氣為主，有止嘔的效果。

完美配對

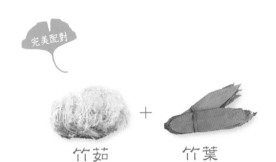

竹茹　　＋　　竹葉

清熱和胃，止嘔除煩

竹茹味甘，性微寒，歸肺、胃、心、膽經。具有清熱化痰、和胃降逆、止嘔除煩等功效，主要有導下的作用。

竹葉味甘、淡，性寒，歸心、肺、胃、膀胱經。主要作用是清心、肺、胃中餘火，利小便，能發揮消上導下的功效，清熱、除煩、止嘔。

胃熱以和降為順，兩者搭配，有清熱和胃、清上導下，使濕熱下行排出，所以嘔吐、煩躁等各種熱證都可緩解。

對症調養方

竹茹葉茶

食材 竹茹 2 克，竹葉 2 克。

做法 兩藥用紗布包好，放入砂鍋中，加水煮沸後，小火煎 20 分鐘即可。

用法 取汁代茶飲每日 1 劑，不限時間。

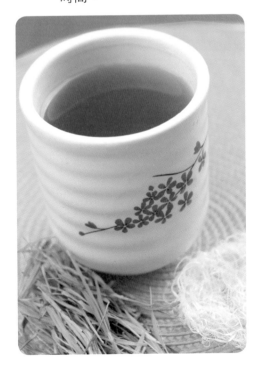

宿食寒涼導致的**腹痛**

很多人，尤其是脾胃功能本身就比較虛弱的老人和小孩，如果白天吃了冰涼的東西，當晚或者第二天早晨就會感到腹部絞痛，而且常伴有腹瀉、嘔吐等症狀。這是因為寒邪入侵損傷脾胃所致，解決的辦法就是行滯氣散寒邪。

完美配對

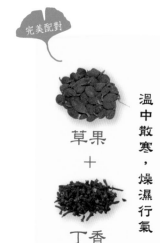

草果
＋
丁香

溫中散寒，燥濕行氣

草果味辛，性溫，歸脾、胃經，可溫中燥濕、消食除寒、行滯氣，尤其對祛除盤踞的寒邪效果最佳。
丁香味辛，性溫，歸脾、胃、肺、腎經。具有溫中散寒、降逆止嘔、壯陽等功效。

草果除溫中燥濕除寒外，還有消食行氣的作用，而丁香強在驅散寒氣，又可溫中、降逆、止嘔。兩藥合用，草果把隱藏的寒邪挖出來，然後聯合丁香一起把寒邪趕走，並止嘔，協力合作，功效倍增。

對症調養方

草果丁香飲

食材 草果 5 克，丁香 5 克，白糖適量。

做法 將草果和丁香加水煎煮 15 分鐘，去渣取汁，加白糖調味。

用法 趁熱一次性飲完。

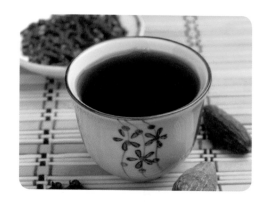

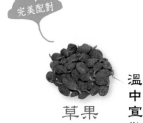

完美配對

草果

＋

生薑

溫中宣散，除冷止痛

草果味辛，性溫，歸脾、胃經。主要作用是祛除盤踞在腹中的寒邪。

生薑味辛，性微溫，歸肺、脾、胃經。可解表散寒、溫中止嘔，常用於風寒感冒、胃寒嘔吐、寒痰咳嗽等症狀。

生薑與丁香的藥效相似，但性質稍溫和一點，和草果搭配也是先散寒，再驅寒，澈底驅除盤踞在腸胃中的寒邪，暖胃止痛。

對症調養方

草果生薑小米粥

食材 草果 5 克，生薑 10 克，小米 50 克。

做法 將草果水煎 15 分鐘取汁，生薑切片，將草果汁、生薑片、小米混在一起加適量水，熬成粥即可。

用法 隨餐服用，一直到腹瀉停止，疼痛緩解。

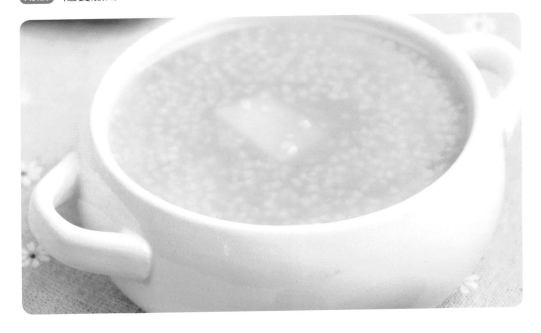

胃虛引起的嘔吐

　　中醫認為，引起嘔吐的原因有很多，但大多數都與胃部受損有關，胃虛就是其中一種。它是由胃氣、胃陽或胃陰虛損不足，致使胃的生理功能減弱而表現出的病症，常見於胃痛、呃逆、噎膈、消渴、嘔吐等，治療宜以補血養胃為主。

完美配對

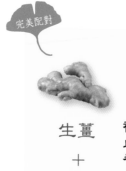

生薑
＋
紅棗

補血養胃，開胃

生薑味辛，性微溫，歸肺、脾、胃經。具有發汗解表散寒、溫中和胃止嘔的功效，對於胃寒、胃氣不足、嘔吐頗具效果。

紅棗味甘，性溫，歸脾、胃經。能補中益氣、養血安神，常用於脾胃虛、血氣弱諸症。

兩藥配合，生薑能解表散寒、溫中止嘔開胃，紅棗補脾益胃養營血，相輔相成，胃虛可恢復。

對症調養方

生薑紅棗粥

食材　白米 100 克，生薑 6 克，紅棗
　　　3 枚。

做法　白米洗淨浸泡 20 分鐘，生薑去
　　　皮、切片，紅棗去核切開。將
　　　白米簡單乾炒一下加水，同生
　　　薑、紅棗一起用小火熬煮成粥
　　　即可。

用法　隨餐食用。

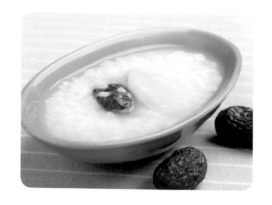

大腸濕熱引起的**慢性腹瀉**

腹瀉是很多人都曾有過的症狀，而慢性腹瀉就更煩人了，持續時間長是它的一個特徵，不會像一般腹瀉那樣一兩天就好或是吃藥就能止瀉，總是間歇性發作，嚴重影響工作和生活，而由於時間比較長，對胃腸傷害也大，治療宜以斂肝肺、整腸止瀉為主。

完美配對

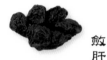

烏梅
＋

檳榔

斂肝肺，整腸止瀉

烏梅味酸、澀，性平，歸肝、脾、肺、大腸經。具有斂肺、澀腸、生津、安蛔、止瀉等功效。用於久痢滑腸、肺虛久咳、虛熱消渴、蛔厥、嘔吐、腹痛等症。

檳榔味苦、辛，性溫，歸胃、大腸經。具有殺蟲消積、降氣、行水、截瘧等功效。用於積滯瀉痢、條蟲症、蛔蟲症、薑片蟲病、蟲積腹痛、水腫腳氣、瘧疾等症。

烏梅斂肝肺澀止瀉、生津開胃，檳榔苦辛通降、消痰導滯、整腸。兩藥斂降並行，通澀並施，斂肝肺，調腸胃氣機，通導腸中壅滯，且斂澀不礙邪，通降不傷正。

對症調養方

烏梅檳榔茶

食材 烏梅 10 枚，檳榔 10 克，白糖適量。

做法 將烏梅、檳榔洗淨，放入鍋中加水燉至烏梅肉化開，加白糖調味即可。

用法 代茶飲。

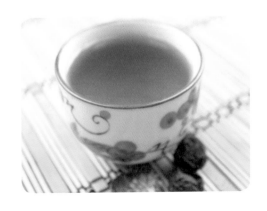

飲食過度引起的胃熱、痰多

　　經常聽到「化悲痛為食量」、「化怒火為食量」、「化痛苦為食量」這樣的話，當人們暴飲暴食時，完全忽略了胃的感受。但飲食過度易造成胃熱、痰多、濕邪內侵、代謝障礙症候群等，治療方法除了定時定量食用食物外，還可以對症服用以下藥方，幫助緩解病症。

完美配對

梔子
＋

山楂

清熱瀉火，消積化食

梔子味苦，性寒，歸心、肺、肝、胃經。具有清熱瀉火、泄熱利濕的功效，常用來降內火、清內熱。可治療因暴飲暴食導致的胃熱、痰多等症。
山楂味酸、甘，性溫，歸脾、胃、肝經。能消食健胃、行氣散瘀，常用於肉食積滯、胃脘脹滿、瀉利腹痛等症。

梔子清熱瀉火，山楂消食散瘀，兩者合用，宣肺化痰、消食化積，對飲食過度引起的胃熱、痰多症狀效果顯著。

對症調養方

梔子山楂飲

食材 梔子 20 克，山楂 10 克。

做法 將梔子和山楂洗淨，放入鍋加水同煎即可。

用法 代茶飲。

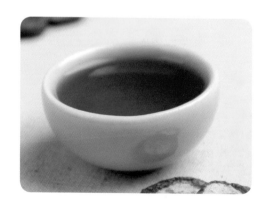

胃熱傷陰引起的呃逆

　　有些人平常喜歡吃冰冷的食物，不喜歡吃熱的食物，特別是在食用大量冰冷食物後會感覺很舒適，這是胃熱的症狀。而有些胃熱患者則由於胃部過度活躍、蠕動快速，導致胃口大開，不斷進食，引發呃逆症狀，這時應選用清熱降火的藥物來幫助止呃。

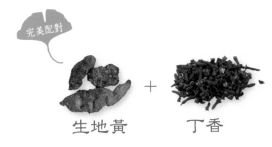

完美配對

生地黃 ＋ 丁香

養陰降胃止呃逆

生地黃味甘、苦，性寒，歸心、肝、腎經。具有清熱涼血、養陰生津等功效。用於胃熱傷陰、陰虛內熱、骨蒸勞熱、內熱消渴、吐血等症。

丁香味辛，性溫，歸脾、胃、肺、腎經。具有溫中降逆、補腎助陽等功效。用於呃逆嘔吐、脾胃虛寒、食少吐瀉、心腹冷痛、腎虛陽痿等症。

兩藥寒溫並用，燥與潤並施，去丁香之溫燥，取其止呃逆之功。相制相濟，有養陰清熱、降胃止呃逆之功。

對症調養方

丁香生地煎

食材 丁香 10 克，生地黃 30 克。

做法 將丁香和生地黃洗淨，用水煎取 200 毫升。

用法 日煎 1 劑，分早、晚溫服。

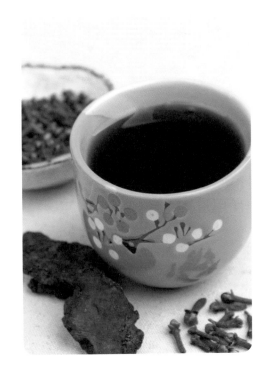

脾虛氣陷引起的胃下垂

　　胃下垂是一種常見疾病，如今患者也有越來越年輕化的趨勢，雖然早期症狀不明顯，但是胃下垂嚴重，會給身體帶來不小的傷害和痛苦。有些人不僅會有胃痛，還會出現頭昏、頭痛、失眠、心悸、乏力等症狀，少數患者甚至出現憂鬱症。此類患者可在醫生的指導下，辨證服用以下藥方，使內臟得以安康。

完美配對

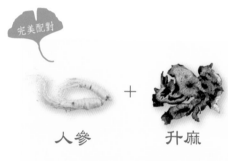

人參 ＋ 升麻

益氣升清降濁

　　人參味甘、微苦，性平，歸脾、肺、心經。具有大補元氣、復脈固脫、補脾益肺、生津安神等功效。用於胃下垂、體虛欲脫、肢冷脈微、脾虛食少、肺虛喘咳、心力衰竭等症。

　　升麻味辛、微甘，性微寒，歸肺、脾、胃、大腸經。具有發表透疹、清熱解毒、升舉陽氣等功效。用於胃下垂、脫肛、子宮脫垂、風熱頭痛、口瘡、咽喉腫痛等症。

　　人參補脾胃元氣、益氣生津，升麻升清氣，兩藥補益昇運並施，正合脾之生理特性，相輔相成。

對症調養方

人參升麻粥

食材　人參 6 克，升麻 3 克，粳米 50 克。

做法　將人參、升麻洗淨加水煎煮，取其汁同粳米熬煮成粥即可。

用法　隨餐食用。

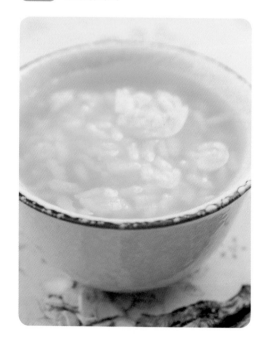

脾胃氣虛引起的 乏力

　　脾胃氣虛主要是由飲食失調、勞倦過度，損傷脾胃或久病之後耗傷脾氣所致，多表現為正常情況下飯量突然減少，並經常感到乏力。那麼在這種情況下，想讓脾胃恢復正常、氣血回歸正常，可以試試用健脾益氣的藥方來治療。

完美配對

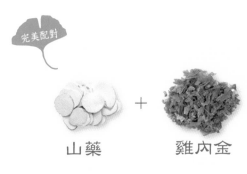

山藥　＋　雞內金

補脾養胃開胃

山藥味甘，性平，歸脾、肺、腎經。具有補脾養胃、生津益肺、補腎澀精等功效。用於脾虛食少、久瀉不止、肺虛喘咳、腎虛遺精、泄瀉便溏、白帶過多等症。

雞內金味甘，性寒，歸脾、胃、小腸、膀胱經。具有健胃消食、澀精止遺等功效。用於食積不消、體虛、嘔吐瀉痢、小兒疳積、遺尿、遺精等症。

山藥補脾氣，雞內金消食磨積，養胃陰，生髮胃氣。兩藥不滋膩不剛燥，養脾陰開胃氣。

對症調養方

山藥內金粥

(食材) 山藥 30 克，雞內金（布包）10 克，粟米 120 克。

(做法) 山藥去皮切碎；雞內金用水泡，洗淨切細；粟米洗淨；三料一同下鍋，加適量水熬製成粥即可。

(用法) 隨量食用。

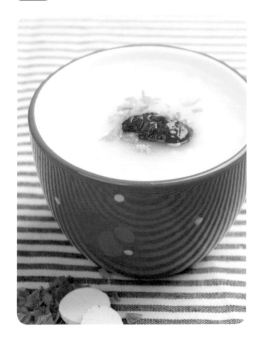

肝脾不和引起的腸鳴、腹瀉

　　脾與胃是人體的主要消化器官，同居中焦，兩者相互協調，分工合作，共同完成消化功能，因此中醫稱脾和胃為「後天之本」。若肝脾不和，則會引起腸鳴、腹瀉、急躁、食慾不振等症，需選用調理肝脾的藥方。

完美配對

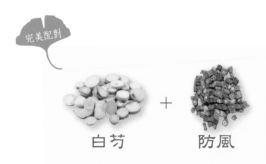

白芍　＋　防風

內調肝脾，外合營衛

　　白芍味苦、酸，性微寒，歸肝、脾經。具有平肝止痛、養血調經、斂陰止汗等功效。用於胃腸不適、腹痛、腹瀉、脅痛、四肢攣痛、血虛萎黃等症。

　　防風味辛、甘，性溫，歸膀胱、肝、脾經。具有解表祛風、勝濕、止痙、止瀉等功效。用於脾胃不適、感冒頭痛、風濕痺痛、風疹搔癢、破傷風等症。

　　白芍養血柔肝，斂陰和營，調和肝氣。防風疏風解表，勝濕止痛，鼓舞脾氣，疏散肝風。兩藥微辛微溫與微苦微寒合伍，散肝與斂肝並用，疏表與和營並施，既能調內以和肝脾，又能調外以和營衛。

對症調養方

白芍防風湯

食材 白芍6克，防風5克，嫩桂枝5克，甘草3克，生薑片3克，紅棗3枚。

做法 將前四味藥材洗乾淨，加水煎煮後去渣，取其汁煮生薑片、紅棗。

用法 日煎1劑，早、晚溫服。

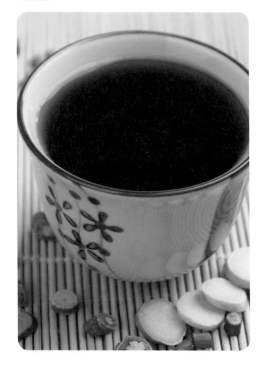

腎陰不足引起的習慣性便祕

　　愛美之心，人皆有之，但有些人往往會因臉上出現色斑和痘痘而影響美感，這其實都是習慣性便祕所造成的。一般的習慣性便祕多因排便習慣不良、病後體虛津虧，或濫用瀉下傷津燥血藥，加之氣血本虧，腎陰不足所致，因此，怎樣調理腎陰就是美容的必修課了。

完美配對

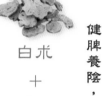

白朮
＋
生地黃

健脾養陰，通便止瀉

白朮味苦、甘，性溫，歸脾、胃經。具有健脾益氣、燥濕利水、止汗通便、安胎等功效。用於脾虛食少、便祕、痰飲眩悸、水腫、自汗等症。

生地黃味甘，性寒，歸心、肝、腎經。具有清熱涼血、養陰生津、潤腸等功效。用於反復便祕、熱病舌絳煩渴、陰虛內熱、骨蒸勞熱、內熱消渴、吐血、衄血、發斑發疹等症。

白朮補脾運濕止瀉，健脾運津液通便。生地黃養陰清熱涼血，潤腸通便。兩藥健脾與養陰合伍，相制相濟，而能陽運陰布，調暢腑氣。

對症調養方

白朮生地黃茶

食材　白朮 15 克，生地黃 15 克。

做法　將白朮生和生地黃研末，以沸水沖泡，悶 15 分鐘即可。

用法　代茶飲。

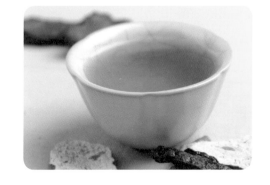

長期暴食引起的胃熱、胃脹

　　隨著工作、生活節奏的加快，現代人普遍存在飲食、作息規律完全失控的現象。同時，還有些人對於美食有著無比的狂熱，長期暴飲暴食，讓胃時刻處於水深火熱之中，胃熱、胃脹、胃潰瘍等病症一一併發，治療宜以養胃通滯為主。

完美配對

薤白
＋

豆豉
＋

栀子

宣洩陳腐，通滯調中

薤白味辛、苦，性溫，歸肺、胃、大腸經。具有通陽散結、行氣導滯、散陰寒的作用。
豆豉味苦、辛，性涼，歸肺、胃經。具有清熱解表、宣鬱解毒、散氣除煩的作用。
栀子味苦，性寒，歸心、肺、肝、胃經。具有清熱瀉火、瀉熱利濕的功效。常用於降內火、清內熱。

綜合上述，三味藥一起使用，可增強辛通開洩的功效，而且又有較好的宣洩陳腐、通滯調中、疏通濕熱的作用，對於胃熱、胃脹症狀，效果甚佳。

對症調養方

豉薤湯

（食材）薤白 15 克，豆豉 50 克，栀子 6 枚。

（做法）將以上藥材同時放進鍋，加水煎煮即可。

（用法）代茶飲。

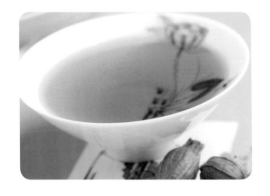

完美配對

青皮

＋

陳皮

疏肝和胃，消積化滯

青皮味苦、辛，性溫，歸肝、膽、胃經。具有疏肝破氣、消積化滯、暖胃等功效。用於食積腹痛、胸脅脹痛、疝氣、乳核、乳癰等症。

陳皮味苦、辛，性溫，歸肺、脾經。具有理氣健脾、燥濕化痰等功效。用於胸脘脹滿、食少吐瀉、咳嗽痰多等症。

青皮疏肝消滯，陳皮理氣燥濕調中，兩者合用相得益彰，增調肝和脾胃消積滯之功。

對症調養方

青皮陳皮飲

食材　青皮 10 克，陳皮 10 克，白糖適量。

做法　將青皮、陳皮洗淨下鍋，加水煎煮至青皮、陳皮軟化，濾渣取汁，加白糖適量調味即可，冷藏後風味更佳。

用法　宜代茶常飲。

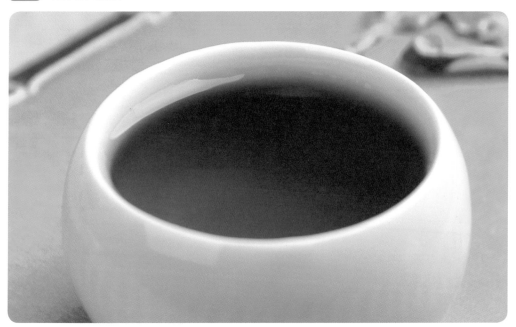

消化功能減弱引起的大便乾燥

　　大便乾燥多見於中老年人，主要表現為大便困難、便祕，甚至大便帶血等，這與飲食和不良生活習慣有關。中老年人由於陰陽失調，導致大腸蠕動功能變差，除了平日要注意飲食保養外，也需要增加戶外運動，以下藥方可以緩解大便乾燥症狀。

完美配對

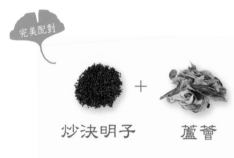

炒決明子　　＋　　蘆薈

清肝和胃，順便解毒

炒決明子味苦、甘，性涼，歸肝、腎經。具有通便、調養陰陽、清肝、明目、利水等功效。用於習慣性便祕、風熱赤眼、青光眼、夜盲症、高血壓、肝炎、肝硬化腹水等症。

蘆薈味苦，性寒，歸肝、胃、大腸經。具有清肝熱、通便等功效。用於便祕、小兒疳積、驚風等症。

炒決明子清肝明目，潤腸通便，消腫毒。蘆薈下行通便瀉熱，瀉肝膽積熱，解毒。兩藥相伍，清泄肝胃，通便導熱下行以解毒，合用相得益彰。

對症調養方

蘆薈決明湯

食材　炒決明子 30 克，蘆薈（鮮）3 片，蜂蜜 1 匙。

做法　先將鮮蘆薈洗淨、去刺、切段備用。再放炒決明子入鍋，加水煮沸後，加蘆薈段煮至葉黃，最後去加蜂蜜調味即可。

用法　代茶飲。

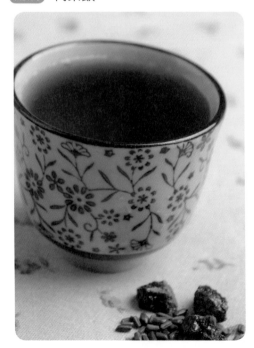

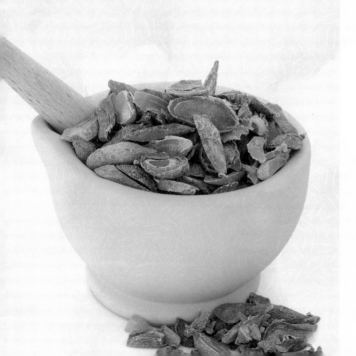

第 3 章

常見呼吸系統疾病中藥配伍

——讓我們健康自由地呼吸

風熱引起的高熱不退

　　高熱對於人們來說並不陌生，幾乎每個人都有過高熱的經歷，額頭滾燙、頭暈目眩，嚴重時不僅渾身疼痛，甚至意識模糊、抽搐。通常，一旦出現高熱不退的症狀，就應立即送往醫院救治，因為體溫太高很容易造成腦部受損及脫水，尤其是高熱不退。另外也可在醫生的指導下服用以下藥方，達到退熱的效果。

完美配對

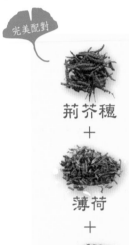

荊芥穗
＋
薄荷
＋
柴胡
＋
防風

疏散宣通，和解退熱

　　荊芥穗味辛，性微溫，歸肺、肝經。具有解表散風、透疹、消瘡等功效。用於感冒、頭痛、麻疹、風疹、瘡瘍初起等症。

　　薄荷味辛，性涼，歸肺、肝經。具有宣散風熱、清頭目、透疹等功效。用於風熱感冒、風溫初起、頭痛、目赤、喉痺、口瘡、風疹、麻疹、胸脅脹悶等症。

　　柴胡味苦，性微寒，歸肝、膽經。具有和解表裡、疏肝、昇陽等功效。用於感冒發熱、寒熱往來、胸脅脹痛、不孕、月經失調、子宮脫垂、脫肛、眼部發黑等症。

　　防風味辛、甘，性溫，歸膀胱、肝、脾經。具有解表祛風、勝濕、止痙、止瀉等功效。用於感冒頭痛、風疹搔癢、破傷風、產後體虛、脾胃不適、風濕痺痛等症。

　　荊芥穗具有輕揚之性，疏散風邪之力較強。薄荷疏散風熱，利咽喉。柴胡和解透表退熱。防風疏風解表。諸藥微溫不燥，輕揚透達，雖發汗但不峻汗，無傷陰助燥之弊。

對症調養方

退熱湯

食材　荊芥穗 3 克，薄荷 4 克，柴胡 3 克，防風 5 克。

做法　將以上藥材加水煎煮，去渣取汁服用。

用法　每日 1 劑。

肺熱引起的咳嗽

　　長期咳嗽並不一定是肺癆，正如咳嗽不一定是由感冒引起，還有可能是由肺熱所引起。肺熱的主要症狀為反復咳嗽、咳黃痰，伴有口乾、咽痛、便祕、尿赤、身熱或伴有喘息等症狀。本病應早發現早治療，同時服用以下藥方能緩解症狀。

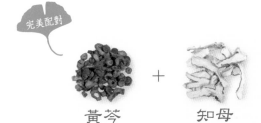

完美配對

黃芩　＋　知母

清泄肺胃，養陰退熱

黃芩味苦，性寒，歸肺、膽、脾、大腸、小腸經。具有清熱燥濕、瀉火解毒、止咳止血、安胎等功效。用於肺熱咳嗽、濕溫、暑溫胸悶嘔惡、濕熱痞滿、黃疸、高熱煩渴等症狀。

知母味苦、甘，性寒，歸肺、胃、腎經。具有清熱瀉火、生津潤燥、止咳化痰等功效。用於肺熱燥咳、外感熱病、高熱煩渴、骨蒸潮熱、內熱消渴、腸燥便祕等症。

黃芩清熱解毒，尤能清泄肺胃之火。知母上清肺、中涼胃、下瀉腎火，清實熱退虛熱，養陰生津，潤肺止咳。兩藥為達原飲之配伍，清解與清養並用，相得益彰，清肺胃、止咳、養陰功效益增。

對症調養方

黃芩知母粥

食材 黃芩 4 克，知母 6 克，粳米 50 克，冰糖適量。

做法 將黃芩研末備用，知母加水煎煮後去渣留汁，再加粳米熬煮成粥，撒黃芩末用小火煮沸，關火悶 5 分鐘，最後加冰糖調味即可。

用法 日服 1 劑，隨餐隨量。

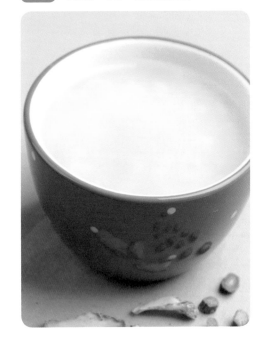

肝火犯肺引起的煩躁、咳嗽

　　肝火多由外界刺激引起，如工作壓力大、生活節奏過快、人際關係緊張等，所以調整情志、穩定情緒非常重要，焦躁情緒不僅會火上澆油，還易引起咳嗽。要治療肝火犯肺，除了要保持心情舒暢外，還可以服用以下藥方。

完美配對

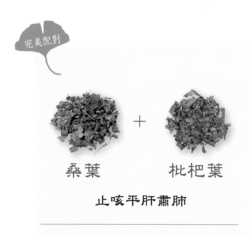

桑葉　＋　枇杷葉

止咳平肝肅肺

桑葉味甘、苦，性寒，歸肺、肝經。具有疏散風熱、清肺潤燥、清肝明目等功效。用於風熱感冒、肺熱燥咳、頭暈頭痛、目赤昏花等症。

枇杷葉味苦，性微寒，歸肺、胃經。具有清肺止咳、降逆止嘔等功效。用於肺熱咳嗽、氣逆喘急、胃熱嘔逆、煩熱口渴等症。

桑葉肅肺氣以平肝，不令肝升太過。枇杷葉以降肺氣而和胃，使肺氣得降。兩藥合用，有止咳平肝肅肺之功效。

對症調養方

桑葉枇杷葉飲

食材　桑葉 3 克，枇杷葉 4 克。

做法　將桑葉和枇杷葉研為末，用沸水沖泡，加蓋悶 5 分鐘，即可飲用。

用法　代茶飲。

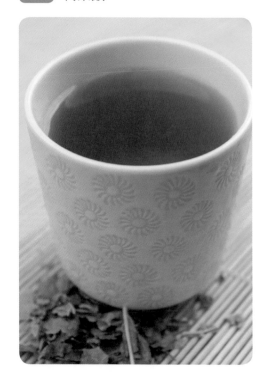

外感引起的胸悶、咳嗽

　　大自然給我們帶來了無與倫比的四時美景，但同樣也帶來了風、雨、雪、霜等不同的天氣。天冷時，如果忘了添加衣服就會感冒咳嗽；天熱時，如果忘了清熱瀉火就會心煩胸悶。一旦因外界因素導致胸悶、咳嗽，可對症服用以下藥方。

完美配對

桔梗
＋

枳殼

開肺運脾，化滯消痰

桔梗味苦、辛，性平，歸肺經。具有宣肺、止咳、利咽、祛痰、排膿等功效。用於咳嗽痰多、胸悶不暢、咽痛、音啞、肺癰吐膿、瘡瘍膿成不潰等症。

枳殼味苦、辛、酸，性溫，歸脾、胃經。具有理氣寬中、行滯消脹等功效。用於胸脅氣滯、脹滿疼痛、食積不化、大便乾燥、痰飲內停、胃下垂、脫肛、子宮脫垂等症。

疏通外邪，應調理上、中二焦。桔梗開肺氣助衛氣之布化。「脾旺不受邪」，枳殼調理脾胃運暢中焦，助脾氣鼓邪外出，胃氣調和，無痰食停滯，外邪無附著之地。兩藥合用，開肺運脾，化痰消滯以宣展氣機。上、中二焦氣機得調，則下焦之氣也可疏通。

對症調養方

桔梗枳殼湯

食材 桔梗、枳殼（麩炒，去瓤）各30克。

做法 將以上藥材銼碎，加水400毫升煎至200毫升，去渣即可。

用法 每日1劑，分2次服。

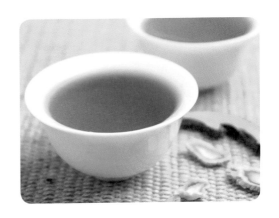

久病引起的咳嗽、哮喘

有句古話「久病成醫」，意思是說一個人病得久了，就漸漸通曉醫理。可有些人並不知道，一個人患病時間太長，很容易引起咳嗽和哮喘，這與久病體虛有很大的關係。由於體質弱，食慾不振，再加上長期服藥，因而極易患上其他病症。治療時，可以服用以下藥方，達到止咳平喘的目的。

完美配對

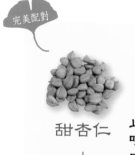

甜杏仁
＋
苦杏仁

止咳定喘

甜杏仁味甘，性平，歸肺、大腸經。具有潤肺、平喘等功效。可用於治療虛勞咳喘、腸燥便祕等症，尤其對肺虛引起的咳嗽有很好的療效。

苦杏仁味苦，性微溫，歸肝、大腸經。具有降氣止咳平喘、潤腸通便等功效。用於治療咳嗽氣喘、胸滿痰多、血虛津枯、腸燥便祕等症。

甜杏仁偏於滋潤，治肺虛咳喘。苦杏仁性屬苦洩，治肺實咳喘。兩藥合用，需實平調，止咳定喘。

對症調養方

杏仁豆漿

食材　甜杏仁 10 克，苦杏仁 5 克，黃豆 70 克，冰糖適量。

做法　將前三味藥材洗淨，放入豆漿機中，加入適量白開水，啟動機器，做成豆漿，最後加入冰糖調味即可。

用法　每日隨早餐食用。

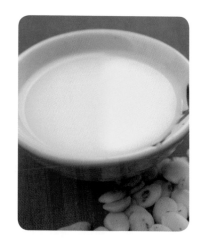

慢性鼻炎引起的 鼻塞

　　嗅覺能使我們聞到百花盛開的芳香，也能使我們聞到佳餚的香味，更能使我們聞到危險氣體的刺鼻味道，可是如果鼻子不通，這種嗅覺功能就會大打折扣。通常，鼻塞和慢性鼻炎有很大的聯繫，大部分的鼻塞都是由慢性鼻炎所引起的，病患可以用以下藥方辨證治療，使鼻塞痊癒。

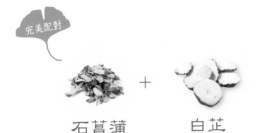

完美配對

石菖蒲　＋　白芷

化濕醒神，通竅復嗅

石菖蒲味辛、苦，性溫，歸心、胃經。具有化濕開胃、開竅豁痰、醒神益智等功效。用於鼻塞不通、脘痞不飢、噤口痢、神昏、癲癇、健忘、耳聾等症。白芷味辛，性溫，歸胃、大腸、肺經。具有通竅止痛、散風除濕、消腫排膿等功效。用於鼻塞、鼻淵、感冒頭痛、眉棱骨痛、牙痛、白帶、瘡瘍腫痛等症。

石菖蒲芳香宣通，化痰濕穢濁而開竅醒神。白芷芳香上達，化濕濁解毒通竅，活血消腫排膿。兩藥芳香上達通竅，合用相得益彰，增化濕醒神、通鼻竅之功。

對症調養方

菖蒲白芷炖羊肉

食材　石菖蒲 8 克，白芷 10 克，羊肉 300 克，白蘿蔔 150 克，料理米酒、蔥段、薑片、鹽、胡椒粉各適量。

做法　先將白芷洗淨、浸透、切片；白蘿蔔洗淨切塊。再將羊肉洗淨切塊後，用薑片、蔥段、料理米酒醃製除羶味。然後將所有原料（鹽、胡椒粉除外）放入鍋內，注入清水，大火煮沸轉小火燉 50 分鐘後，最後放鹽、胡椒粉調味即可。

用法　隨餐隨量同食。

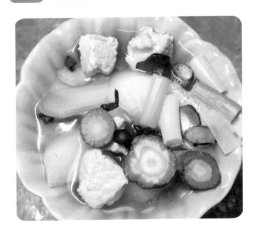

陰虛內熱引起的長期低熱

　　低熱是指體溫在 37.3 ～ 38℃，從中醫來說，低熱可由陰虛內熱所致，包括患者自覺手足心熱、胸中煩熱而體溫並不高於正常溫度的情況。常見症狀為夜熱早涼，或夜間發熱，午後潮熱，手足心熱，骨蒸發熱等症狀，治療宜以清熱為主。

完美配對

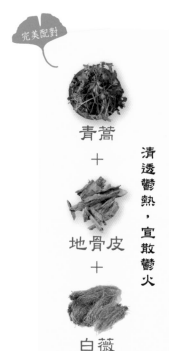

青蒿
＋
地骨皮
＋
白薇

清透鬱熱，宣散鬱火

青蒿味苦、辛，性寒，歸肝、膽經。具有清熱解暑、除蒸、截瘧等功效。用於暑邪發熱、陰虛發熱、夜熱早涼、骨蒸勞熱、瘧疾寒熱、濕熱黃疸等症。

地骨皮味甘，性寒，歸肺、肝、腎經。具有涼血除蒸、清肺降火等功效。用於陰虛潮熱、內熱消渴、牙痛、骨蒸盜汗、肺熱咳嗽、咯血、衄血等症。

白薇味苦、鹹，性寒，歸胃、肝、腎經。具有清熱涼血、利尿通淋、解毒療瘡等功效。用於溫邪傷營發熱、陰虛發熱、骨蒸勞熱、產後血虛發熱、熱淋、血淋、癰疽腫毒等症。

青蒿散瘀透達，解蘊伏之邪熱。地骨皮清熱涼血，清降肺火，善退虛熱。白薇長於清解血分之熱而能益陰除煩，蒲輔周稱之「清伏熱有效」。三藥涼散並用，清透並施，無寒熱冰伏之慮，透洩宣散之功較著。

對症調養方

青薇粥

食材　青蒿 5 克，地骨皮 8 克，白薇 10 克，粳米 40 克。

做法　將前三味藥材加水煎煮，再取其汁與洗淨的粳米熬煮成粥。

用法　每日早上空腹食用。

肺虛引起的哮喘

　　哮喘是常見的慢性疾病，所以自古就有「內不治喘，外不治癬」的說法。哮喘患者發作時十分痛苦，常引起發作性咳嗽，嚴重影響正常的工作和學習，且自己也承受著很大的壓力。若想使發作性咳嗽痊癒，可以選用宣降肺氣的藥方來對症治療。

完美配對

藿香
＋
茵陳

清化濕熱，暢中氣助宣降肺氣

藿香味辛，性微溫，歸脾、胃、肺經。具有化濕和胃、潤肺止咳、祛暑解表、辟穢祛濕等功效。用於咳嗽不止、食慾不振、濕濁中阻、脘痞嘔吐、暑濕倦怠、腹痛吐瀉等症。

茵陳味苦、辛，性微寒，歸脾、胃、肝、膽經。具有止咳喘、清濕熱、退黃疸等功效。用於哮喘、黃疸尿少、濕瘡搔癢、傳染性黃疸型肝炎等症。

藿香芳香化濕悅脾，快氣寬中。茵陳清濕熱而能疏通。脾胃為升降之樞紐，為生痰之源。兩藥清化濕熱，悅脾寬中以宣暢中氣。中氣宣暢，升降有序，則有助於肺氣之宣降，濕濁得化，咳喘自可減少。

對症調養方

藿香茵陳粥

食材　藿香葉 10 克，茵陳 6 克，粳米 50 克，冰糖適量。

做法　將藿香葉洗淨，同茵陳一起加水煎煮取汁。粳米熬煮成粥，加入藿香茵陳汁再煮沸，最後加冰糖調味即可。

用法　隨餐隨量而食。

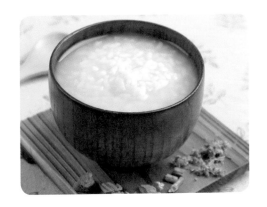

陰陽失調引起的發熱

　　生命陰陽平衡的含義是臟腑平衡、寒熱平衡及氣血平衡。陰陽既不過盛也不偏衰，呈現著一種協調的狀態，人體才會氣血充足，精力充沛，五臟安康。一旦陰陽失去平衡，就會導致身體受損，容易因感染內外邪毒而出現發熱症狀，此時治療也應以調理陰陽、清虛熱為主。

完美配對

乾生地黃
＋

鮮生地黃

養陰生津，清熱涼血

乾生地黃味甘、苦，性涼，歸心、肝、腎經。具有滋陰、養血等功效。用於治療陰虛發熱、消渴、吐血、衄血、血崩、月經失調、胎動不安、陰傷便祕等症。

鮮生地黃味甘、苦，性寒，歸心、肝、腎經。具有清熱、涼血、生津等功效。用於治溫病傷陰、大熱煩渴、神昏、斑疹、吐血、衄血、虛勞骨蒸、咯血、消渴、便祕、血崩等症。

乾生地黃偏於滋陰養血，鮮生地黃偏於清熱涼血。兩藥合用，清熱滋陰並用，可有效去熱滋陰。

對症調養方

兩地湯

食材　乾生地黃 10 克，鮮生地黃 8 克。

做法　將洗淨的乾生地黃與鮮生地黃一起放入鍋中，用大火煮沸後，轉小火熬煮 20 分鐘即可。

用法　每日 1 劑，取汁飲用。

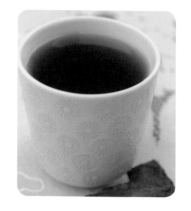

肺胃蘊熱引起的 急性扁桃腺炎

　　急性扁桃腺炎是兒童、青少年的常見多發病，因為此期其自身免疫系統尚未完善，所以作為人體最大的、最關鍵部位的淋巴組織——扁桃腺，則承擔著侍衛的重任，常常為了人體健康而先受感染。此時治療宜以清散鬱熱、解毒退熱為主。

魚腥草
＋
鴨跖草

清散鬱熱，解毒退熱

　　魚腥草味辛，性微寒，歸肺經。具有清熱解毒、消癰排膿、利尿通淋等功效。用於急性扁桃腺炎、肺癰吐膿、痰熱喘咳、熱痢、熱淋、癰腫瘡毒等症。
　　鴨跖草味甘，性寒，歸肺、胃經。具有清熱解毒、利尿等功效。用於急性咽喉炎、外感發熱或熱性病發熱不退、咽喉腫痛、癰腫瘡瘍等症。

　　魚腥草清熱解毒，宣壅散結，為治療熱毒壅肺、咳膿血痰之要藥，藥理研究證明其有較強的抗菌作用，能調節機體免疫功能。鴨跖草清熱解毒利尿，擅長退熱。兩藥清熱宣散，合用相得益彰，增退熱功效。

對症調養方

鴨跖魚腥草飲

食材　鴨跖草 5 克，魚腥草 5 克。

做法　將鴨跖草與魚腥草洗淨，以水 500 毫升煎取 200 毫升，去渣留汁。

用法　日煎 1 劑，分早晚 2 次服用。

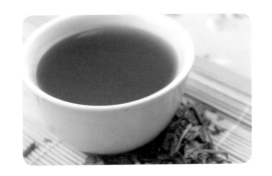

風熱引起的咽喉腫痛

　　咽喉腫痛一般是咽炎的表現，也是比較常見的症狀，一般咽喉腫痛可以自我藥療，比如多飲用蜂蜜水。由風熱引起的咽喉腫痛通常表現為咽喉紅腫疼痛、吞嚥困難、痰多黏稠、頭痛、便祕等，此時可進行中醫調理，治療宜以祛風解毒清熱為主。

完美配對

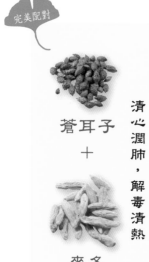

蒼耳子 + 麥冬

清心潤肺，解毒清熱

　　蒼耳子味辛、苦，性溫，歸肺經。具有散風除濕、通鼻竅等功效。用於風熱咽喉疼痛、風濕性關節炎、風寒頭痛、鼻淵流涕、風疹搔癢、濕痺拘攣等症。

　　麥冬味甘、微苦，性微寒，歸心、肺、胃經。具有養陰生津、潤肺清心等功效。用於咽喉腫痛、白喉、肺燥乾咳、虛勞咳嗽、津傷口渴、心煩失眠、內熱消渴、腸燥便祕等症。

　　蒼耳子疏散宣通，有祛風濕、通鼻竅、抗病毒、抗過敏等作用。麥冬甘寒，清心潤肺，養胃生津，止咳除煩。兩藥配伍，一散一清，能有效緩解咽喉腫痛。

對症調養方

蒼耳麥冬飲

食材 蒼耳子 3 克，麥冬 4 克。

做法 將以上兩味藥材洗淨烘乾，研磨成粉，用沸水沖調即可飲用。

用法 每日 1 劑，1 次服完。

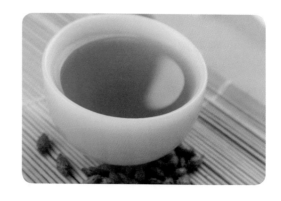

肺腎陰虛引起的**乾咳**

　　中醫認為肺腎陰虛可以先有肺陰不足，由肺及腎漸至肺腎陰虛者；有腎陰先傷，由腎及肺而致肺腎陰虛者；有外感內傷同時損傷肺腎之陰者。肺腎陰虛提示肺腎陰液不足，功能紊亂，常會引起乾咳，可以通過以下藥方加以治療。

完美配對

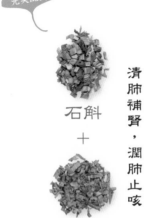

石斛
＋
枇杷葉

清肺補腎，潤肺止咳

石斛味甘，性微寒，歸胃、腎經。具有滋陰清熱、潤肺止咳、益胃生津等功效。用於乾咳、陰傷津虧、口乾煩渴、食少乾嘔、病後虛熱、目暗不明等功效。

枇杷葉味苦，性微寒，歸肺、胃經。具有清肺止咳、降逆止嘔等功效。用於肺熱咳嗽、氣逆喘急、胃熱嘔逆、煩熱口渴等症。

石斛養胃陰清虛熱、厚腸胃。枇杷葉潤肺順氣、止嘔噦、除煩渴。兩藥合用，肺腎同治，清肺氣以降胃，養腎陰以滋養腎液。

對症調養方

石斛枇杷茶

食材 石斛 10 克，枇杷葉 30 克。

做法 將石斛、枇杷葉洗淨，加水煎煮至沸騰即可。

用法 代茶飲。

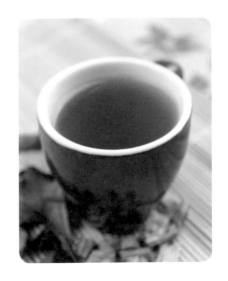

肺腎陰虛引起的肺結核

　　肺結核以傳染性、全身性為主要特徵，同時容易引起咽喉腫痛、咳嗽、咯血等症。中醫認為肺結核的病位在肺，在病變的發展過程中，可累及脾、腎，甚則傳遍五臟。故肺結核初期肺體受損，肺陰被耗，因而在治療過程中，應採用中醫辨證方法來治療，出現咯血症狀的病患，以滋養肺腎、散鬱火解毒為主。

完美配對

羌活

＋

馬齒莧

滋養肺腎，散鬱火解毒

　　羌活味辛、苦，性溫，歸膀胱、腎經。具有散寒、祛風、除濕、止痛等功效。用於肺結核、風寒感冒、風濕痺痛、肩背酸痛等症。

　　馬齒莧味酸，性寒，歸大腸、肝、脾經。具有清熱利濕、涼血解毒等功效。用於肺結核、細菌性痢疾、急性腸胃炎、急性闌尾炎、乳腺炎、痔瘡出血等症。

　　羌活宣散鬱結；馬齒莧清利，清熱解毒，散血消腫。藥理研究證明兩藥均有抑制結核桿菌的作用，兩藥清熱解毒與宣散鬱結並用，正合「火鬱達之」之旨，滋養肺腎，益增宣散鬱火、清熱解毒之功。

對症調養方

莧羌茶

食材　馬齒莧（乾）5克，羌活、綠茶各3克。

做法　將前兩味藥材研為末，和綠茶一起用200毫升開水沖泡後飲用，可沖飲至味淡。

用法　代茶飲。

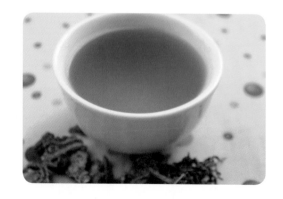

肺熱引起的肺炎

　　肺炎在肺部疾病中並不罕見，導致肺炎的因素有很多，包括細菌、病毒、支原體等多種。從中醫學來說，肺炎可由肺熱引起，常見症狀為發熱、自汗、感冒咳嗽、痰黃、煩躁不安等。治療宜以清熱化痰、通絡解毒為主。

完美配對

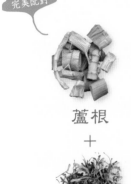

蘆根
+
金銀花

清熱化痰，通絡解毒

　　蘆根味甘，性寒，歸肺、胃經。具有清熱生津、止咳化痰、除煩、止嘔、利尿等功效。用於肺炎、肺熱咳嗽、熱病煩渴、胃熱嘔噦、肺癰吐膿、熱淋澀痛等症。

　　金銀花味甘，性寒，歸肺、心、胃經。具有清熱解毒、涼散風熱等功效。用於肺熱、風熱感冒、溫病發熱、癰腫疔瘡、痤瘡、喉痹、丹毒、熱毒血痢等症。

　　蘆根清肺胃之熱，祛痰排膿解毒。金銀花清熱解毒，又能消散上焦風熱而解表，既清氣又清營。兩藥合用，相得益彰，增清熱解毒化痰之功。

對症調養方

蘆根鯽魚湯

食材 鯽魚 1 條（約 350 克），蘆根 10 克，金銀花 10 克，香油、鹽各適量。

做法 將鯽魚去內臟洗淨，同蘆根、金銀花一起下鍋，注入適量清水，大火煮沸後，改小火煲 20 分鐘，最後加香油、鹽調味即可。

用法 隨餐隨量食用。

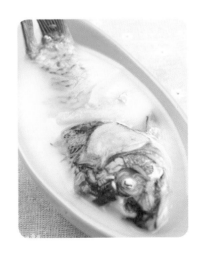

燥邪侵肺引起的痰多

　　俗話說：「百病生於痰」、「怪病生於痰」，倘若一個人出現痰多症狀，則無疑是眾多疾病的徵兆，而痰的種類多樣，燥邪侵肺引起的痰多通常有痰黏稠不易咳出或有咯血、口鼻咽燥等特點，想治好此病，治療應以宣肺理腸為主。

完美配對

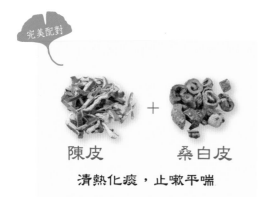

陳皮 ＋ 桑白皮

清熱化痰，止嗽平喘

陳皮味苦、辛，性溫，歸肺、脾經。具有理氣健脾、燥濕化痰等功效。用於咳嗽痰多、胸脘脹滿、食少吐瀉等症。
桑白皮味甘、微苦，性寒，歸肺、脾經。尤善瀉肺火而平喘咳。用於治療肺熱咳喘，痰稠而黃。

陳皮燥濕化痰，理氣止嗽，「同降藥則降」。桑白皮甘寒入肺經氣分，瀉肺中實火，利水消腫，而下氣平喘。兩藥配用，理氣降火，止嗽平喘，脾肺同治。可治療燥邪引起的痰多、呼吸喘促等症。

對症調養方

陳桑茶

食材　陳皮、桑白皮各 5 克。

做法　將陳皮、桑白皮洗淨，放入鍋中，加水煎煮取濃汁服用。

用法　每日 1 劑，代茶飲用。

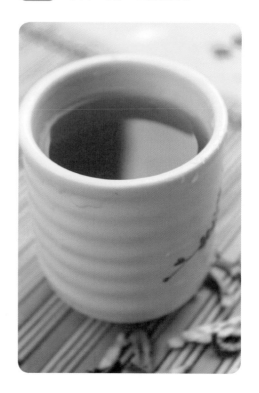

哮喘、支氣管炎引起的氣急

　　氣急是指有呼吸費力的感覺，有的人平時不氣急，活動時就氣急；有的人在登樓或快步走時氣急，有的人在穿衣、脫鞋時氣急，最嚴重的是在休息狀態下仍覺氣急，這種現象往往容易在中老年人身上出現，且患有哮喘和支氣管炎的人發病機率會更高，治療應以宣肺補腎、溫通血脈為主。

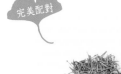

完美配對

麻黃
＋
熟地黃

溫通血脈，宣肺補腎

　　麻黃味辛、微苦，性溫，歸肺、膀胱經。具有發汗散寒、宣肺平喘、利水消腫等功效。用於支氣管哮喘、風寒感冒、胸悶喘咳、風水浮腫等症。

　　熟地黃味甘，性溫，歸肝、腎經。具有補血滋潤、益精填髓等功效。用於腎虛喘促、眩暈心悸、肝腎陰虧、腰膝酸軟、耳鳴耳聾、頭目昏花、便祕等症。

　　麻黃宣通肺氣，外可疏通肌膚經絡，內可深入積痰瘀血，通九竅，活血調血脈。熟地黃滋陰養血，生精補髓，逐血痺通血脈。兩藥合用，麻黃辛通宣散，熟地黃味甘厚滋補，宣肺補腎，肺腎並顧，咳喘可平。

對症調養方

雙黃蒸烏骨雞

食材 母烏骨雞1隻（400克），麻黃、熟地黃各15克。

做法 將母烏骨雞處理過後，洗淨藥材，裝入雞腹，將雞腹朝上，注入清水，放置瓷盆內，隔水小火蒸熟即可。

用法 分2日隨餐食用。

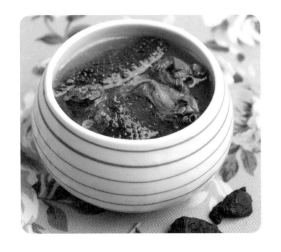

濕邪引起的咳痰

　　通常，正常人痰量都比較少，只有在呼吸道出現感染的時候才會出現咳痰，此症狀多在季節交替之際出現，常見症狀為痰多、四肢困倦、食慾不振、大便溏洩等症狀。

完美配對

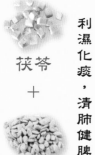
茯苓
＋
冬瓜仁

利濕化痰，清肺健脾

茯苓味甘、淡，性平，歸心、肺、脾、腎經。具有滲濕健脾、安神等功效。用於痰飲欬逆、小便不利、水腫脹滿、嘔吐、脾虛食少、泄瀉、心悸不安、失眠健忘、遺精白濁等症。
冬瓜仁味甘，性寒，歸肺、大腸經。具有清肺、化痰、排膿的功效。用於肺熱咳嗽、肺癰、腸癰等症。

茯苓偏於入血分，清利濕熱，利水功效強。冬瓜仁排膿化痰，利濕導滯，清肺潤燥。兩藥配伍，利濕化痰，清熱而不燥，治咳痰有效。

對症調養方

茯苓冬瓜仁粥

食材　茯苓5克，冬瓜仁8克，粳米40克。

做法　將所有食材洗淨後，加水同煮熬至成粥。

用法　每日代早餐食用。

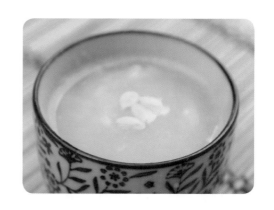

扁桃腺炎引起的咽喉腫痛

　　扁桃腺炎可分為急性扁桃腺炎、慢性扁桃腺炎。急性扁桃腺炎大多在身體抵抗力降低時感染細菌或病毒所致，發病急，以咽痛為主要症狀，伴有畏寒、發熱、頭痛等病症，是兒童和青少年的常見病，建議用以下藥方對症治療。

完美配對

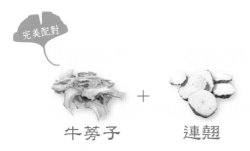

牛蒡子　　　＋　　　連翹

清熱解毒，散結止痛

牛蒡子味辛、苦，性寒，歸肺、胃經。具有疏散風熱、宣肺透疹、解毒利咽等功效。用於風熱感冒、咽喉腫痛、咳嗽痰多、麻疹、風疹、痄腮丹毒、癰腫瘡毒等症。

連翹味苦，性微寒，歸肺、心、小腸經。具有清熱解毒、消腫散結等功效。用於風熱感冒、咽喉腫痛、溫病初起、溫熱入營、高熱煩渴、癰疽、瘰癧、乳癰、丹毒、神昏發斑、熱淋尿閉等症。

牛蒡子散風除熱，宣肺透疹，解毒利咽。連翹清熱解毒，善散溫邪，能清散上焦心肺熱邪，又能消散血中鬱火壅結。兩藥合用，對治療咽喉紅腫疼痛有效。

對症調養方

牛蒡連翹飲

食材　牛蒡子 3 克，連翹 4 克。

做法　將以上兩味藥材加水煎煮，取濃汁服用。

用法　代茶飲。

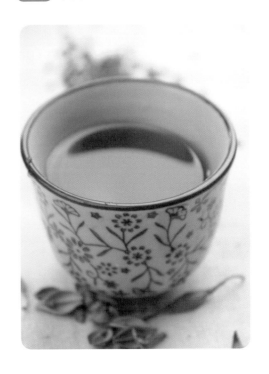

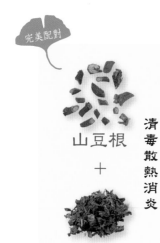

完美配對

山豆根
＋
魚腥草

清毒散熱消炎

山豆根味苦，性寒，歸肺、胃經。具有清熱解毒、消腫利咽等功效。用於火毒蘊結、咽喉腫痛、牙齦腫痛等症。

魚腥草味辛，性微寒，歸肺經。具有清熱解毒、消癰排膿、利尿通淋等功效。用於咽喉腫痛、肺癰吐膿、痰熱喘咳、熱痢、熱淋、癰腫瘡毒等症。

山豆根清肺熱，利咽喉。魚腥草清熱解毒，消癰毒。兩藥合用，相得益彰，共增解毒清熱消炎的功效。

對症調養方

山豆瘦肉湯

食材 山豆根 8 克，魚腥草 50 克，豬瘦肉 150 克，鹽、味精、蔥段各適量。

做法 將山豆根、魚腥草分別洗淨，用布袋裝好；豬瘦肉洗淨切絲。然後將所有材料（鹽、味精除外）一併加水放入鍋中，大火煮沸後，轉小火燉煮 30 分鐘，最後加鹽、味精調味即可。

用法 每日 1 次，隨量食用。

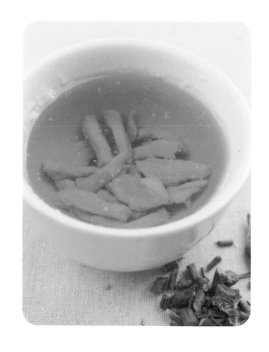

第 4 章

常見心神類疾病中藥配伍

——神清氣爽，身體自然好

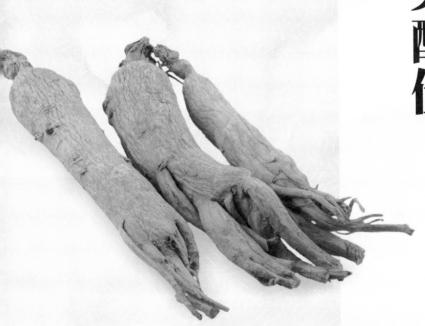

血瘀引起的*煩躁*

　　中醫認為人有不同的體質，其中血瘀即血液運行不暢，大多是因為情緒長期抑鬱，或者久居寒冷地區，臟腑功能失調所導致的。血瘀不僅能影響人的健康，還會使人的情緒發生改變，如變得煩躁、不安等，需要通過散瘀活血的藥方來加以治療。

完美配對

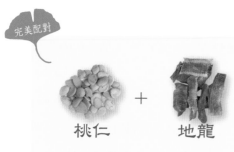

桃仁　＋　地龍

化瘀通絡，活血定志

桃仁味苦、甘，性平，歸心、肝、大腸經。具有活血祛瘀、潤腸通便等功效。用於心煩意亂、腸燥便祕、胃部不適、閉經、經痛等症狀。

地龍味鹹，性寒，歸肝、脾、膀胱經。具有安神、定驚、清熱、通絡、平喘、利尿等功效。用於煩躁、高熱神昏、驚癇抽搐、關節痺痛、肢體麻木、半身不遂、肺熱喘咳、尿少水腫、高血壓等症狀。

桃仁祛瘀通經脈，治蓄血欲狂。地龍行瘀通經，清熱定驚。兩藥合用，相得益彰，增化瘀通經、活血定志之功。

對症調養方

桃仁地龍乾燉湯

食材 桃仁 5 克，地龍（乾，煨蔥、鹽）7 克，豬瘦肉 100 克，紅棗 2 枚，陳皮 5 克，薑片、鹽各適量。

做法 將所有食材洗淨下鍋，同燉 2 小時左右至肉熟透，最後放鹽調味即可。

用法 隨量食用。

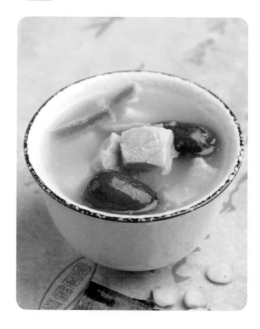

心火旺盛引起的心煩、失眠

　　心火分虛實，虛火主要症狀為心煩失眠、口乾、盜汗等。當心火旺盛時，不僅要保證良好的生活習慣，更要保持樂觀情緒，使心胸開闊，這樣才能快速降火，同時，還可服用清熱瀉火、安神的藥方，讓心煩、失眠的症狀減輕。

黃連
＋
烏梅

清熱瀉火，清心除煩

黃連味苦，性寒，歸心、脾、胃、肝、膽、大腸經。具有清熱燥濕、瀉火解毒、安神靜心的功效。用於心肝火旺、失眠、咳嗽、濕熱痞滿、嘔吐吞酸、瀉痢、黃疸、高熱神昏、目赤、牙痛等症。
烏梅味酸、澀，性平，歸肝、脾、肺、大腸經。具有斂肺、澀腸、生津、安蛔、止瀉等功效。用於肺虛久咳、久痢滑腸、虛熱消渴、蛔厥、嘔吐、腹痛、膽道蛔蟲症等。

黃連清熱燥濕治痢，清心除煩。烏梅清涼收斂，斂肺澀腸，生津開胃。兩藥酸苦合用，增黃連瀉火清熱作用，燥濕不傷陰，生津澀腸不礙邪。

對症調養方

黃連烏梅粥

食材 黃連 10 克，烏梅 20 克，粳米 50 克。

做法 將烏梅、黃連洗淨，加水煎煮 30 分鐘去渣留汁。將粳米熬成粥，最後加入藥汁煮沸即可。

用法 分少量多次食用。

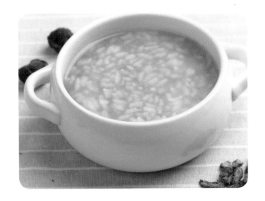

各種熱病引起的心煩、失眠

　　民間諺語說：「感冒時宜吃，發熱時宜餓。」這是因為發熱期間，人體可能會錯誤地把從腸道中吸收的物質當成過敏原，最終會引起心煩、失眠、痙攣、虛脫等症，可見在患熱病期間，最好減少飲食，再搭配服用以下藥方，才能使身體痊癒。

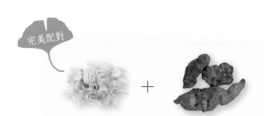

完美配對

百合　＋　生地黃

潤肺，益心陰，安心神

百合味甘，性寒，歸心、肺經。具有養陰潤肺、清心安神等功效。用於失眠多夢、精神恍惚、陰虛久咳、痰中帶血、虛煩驚悸等症。

生地黃味甘、苦，性寒，歸心、肝、腎經。具有清熱涼血、養陰、安神、生津等功效。用於心煩失眠、胃熱傷陰、陰虛內熱、骨蒸勞熱、內熱消渴、吐血等症。

百合潤肺益氣，清心寧神。生地黃滋陰清熱，養血潤燥。兩藥合用，潤養中清心但不苦寒，有增潤肺、益心陰、安心神之功效。

對症調養方

百合地黃粥

食材 百合 25 克，生地黃 20 克，粳米 30 克，蜂蜜適量。

做法 將百合、生地黃洗淨，粳米淘淨待用。生地黃煎汁去渣，同百合、粳米一起入鍋加水熬煮成粥，最後加蜂蜜調味即可。

用法 隨餐隨量而食。

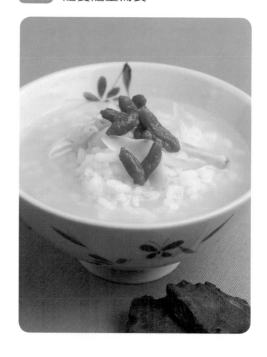

心陰不足引起的 多夢

　　多夢是人在睡眠過程中感覺亂夢紛紜，並伴有頭暈疲倦的一種狀態，多由心陰不足所致。現代醫學認為，多夢則是因為神經衰弱、用腦過度導致腦神經興奮過度、睡姿不正確、失眠，此時應以養血益氣、寧心安神為治療原則。

完美配對

熟地黃
＋
白芍

養陰益血

熟地黃味甘，性微溫，歸肝、腎經。具有滋陰補血、益精填髓等功效。用於多夢、盜汗遺精、肝腎陰虛、腰膝酸軟、骨蒸潮熱、內熱消渴、血虛萎黃、心悸怔忡、月經失調、崩漏下血、眩暈、耳鳴、鬚髮早白等症。白芍味苦、酸，性微寒，歸肝、脾經。具有平肝止痛、養血調經、斂陰止汗等症。用於失眠多夢、頭痛眩暈、脅痛、腹痛、四肢攣痛、血虛萎黃、月經失調、自汗、盜汗等症。

熟地黃、白芍均能養血補血，熟地黃補血以入腎生精填髓為主，白芍補血以入肝養陰柔肝為主。兩藥配伍，可治療心陰不足引起的多夢。

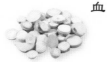

對症調養方

熟地白芍粥

食材 熟地黃 10 克，白芍 5 克，粳米 50 克。

做法 將以上藥材洗淨，加水同煮熬至粥成。

用法 每日代早餐食用。

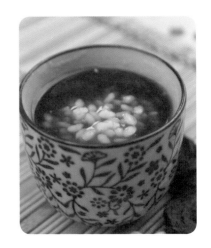

心血不足引起的心煩、失眠

　　當你上班總是打哈欠時；當你無故覺得心煩時；當你注意力無法集中，記憶減退時；當你躺在床上輾轉反復，難以入眠時⋯⋯這可能是心臟供血不足所引起的，也就是中醫所稱的「心血不足」，應服用安神養血的食物或者藥方來減輕病症。

完美配對

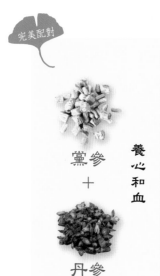

黨參
＋
丹參

養心和血

黨參味甘，性平，歸脾、肺經。具有補中益氣、健脾益肺等功效。用於心血不足、失眠多夢、氣短心悸、脾肺虛弱、食少便溏、虛喘咳嗽、內熱消渴等症。
丹參味苦，性微寒，歸心、肝經。具有祛瘀止痛、活血通經、清心除煩等功效。用於心煩不眠、心絞痛、月經失調、經閉經痛、癥瘕積聚、胸腹刺痛、熱痺疼痛、瘡瘍腫痛、肝脾腫大等症。

黨參補氣健脾，益氣補血。丹參涼血安神，補血活血。兩藥合用，補氣養血，氣血同調，既補氣又涼血，可治療心煩、失眠等症。

對症調養方

豬心燉參

食材 黨參、丹參各 16 克，豬心 1 個，紅棗 5 枚，薑片、鹽各適量。

做法 將豬心剖開洗淨切塊，除鹽外其他材料同時放入砂鍋內加水，隔水燉熟，最後放鹽調味即可。

用法 隨量而食。

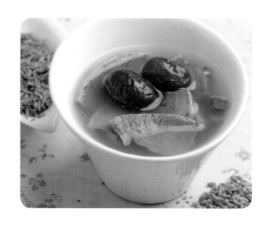

肝腎不足引起的失眠、心悸

　　在當今快節奏、高效率的生活環境中，失眠已不再是偶然，而是成為常見現象。早期很多人以為是生活節奏加快、工作壓力大、情感出現問題所致，慢慢發現不僅出現了失眠，連心悸都時常發生，這可能是肝腎不足引起的，需服用益肝腎、養心血的藥方來對症治療。

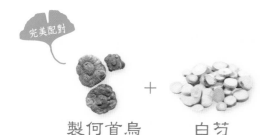

完美配對

製何首烏　＋　白芍

益肝腎，養心血

　　製何首烏味苦、甘、澀，性溫，歸肝、心、腎經。具有安神、解毒、消癰、潤腸通便等功效。用於失眠、心悸、瘰癧瘡癰、風疹搔癢、腸燥便祕、高血脂等。白芍味苦、酸，性微寒，歸肝、脾經。具有平肝止痛、養血調經、斂陰止汗等功效。用於失眠心悸、頭痛眩暈、脅痛、腹痛、四肢攣痛、血虛萎黃、月經失調、自汗、盜汗。

　　製何首烏補肝腎，益精血。白芍養血，柔肝和肝氣。兩藥合用，相得益彰，增益肝腎、養肝血之功。肝腎精血得養，心血有奉，心神自寧。

對症調養方

何首烏白芍蒸豬

食材　製何首烏（溫水浸泡）10 克，白芍 12 克，豬肝片 250 克，薑片、蔥段、鹽、白糖、醬油、料理米酒各適量。

做法　將製何首烏切片與白芍一起加少量水煎煮，然後取汁去渣，再將所有調料放入藥汁內拌勻，略醃豬肝片，最後入鍋蒸熟即可。

用法　隨餐隨量而食。

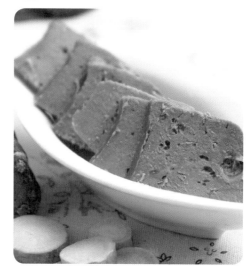

心腎不交引起的頭暈、心悸

　　心腎不交往往與肝脾不調相伴隨，兩者的臨床症狀，相當於西醫的心肌缺血和神經衰弱的綜合表現。心腎不交是因心腎既濟失調所致，容易引起頭暈、心悸等不適症狀，可服用以下藥方幫助緩解症狀。

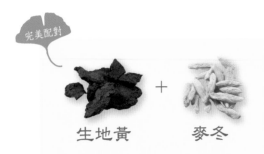

完美配對

生地黃　＋　麥冬

交通心神，滋陰去火

生地黃味甘、苦，性寒，歸心、肝、腎經。具有清熱涼血、養陰生津等功效。用於頭暈心悸、胃熱傷陰、陰虛內熱、骨蒸勞熱、內熱消渴、吐血等症。

麥冬味甘、微苦，性微寒，歸心、肺、胃經。具有養陰生津、潤肺清心等功效。用於頭暈、心煩失眠、白喉、肺燥乾咳、虛勞咳嗽、津傷口渴、內熱消渴、腸燥便祕等症。

生地黃入血分，清熱涼血，滋陰生津。麥冬甘苦微寒，滋燥澤枯，養陰生津，清心除煩。兩藥配伍，可交通心腎，協調心腎水火，能有效治療頭暈、心悸。

對症調養方

地黃麥冬粥

食材 生地黃 10 克，麥冬 5 克，粳米 50 克，鹽適量。

做法 將食材洗淨，加水熬煮至粥成，最後加鹽調味即可。

用法 每日代早餐食用。

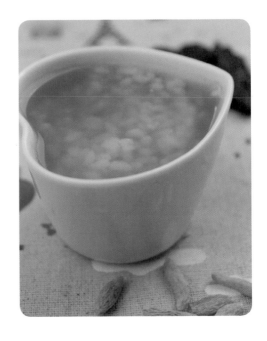

完美配對

黑芝麻

＋

蓮子心

交通心神，清心補腎

黑芝麻味甘，性平，歸肝、腎、大腸經。具有補肝腎、益精血、潤腸燥等功效。用於頭暈眼花、耳鳴耳聾、鬚髮早白、病後脫髮、腸燥便祕。

蓮子心味苦，性寒，歸心、腎經。具有清心安神、交通心腎、澀精止血等功效。用於熱入心包、神昏譫語、心腎不交、失眠遺精、血熱吐血等症。

黑芝麻補肝腎、益精血。蓮子心清泄心熱而交心腎，治心火妄動，不能下交於腎之腎精失守。兩藥配伍，既可以去心火，又可以滋補肝腎，對因心腎不交引起的頭暈、心悸有一定的治療效果。

對症調養方

黑芝麻蓮心豆漿

食材 黑芝麻 30 克，蓮子心 10 克，黃豆 70 克，白糖適量。

做法 將藥材洗淨，一起放入豆漿機中，加入適量白開水，啟動機器，做成豆漿，最後加白糖調味即可。

用法 每日隨早餐飲用。

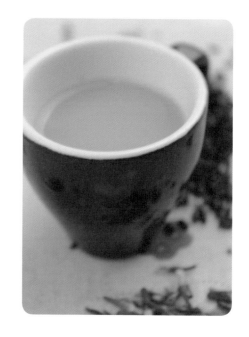

心陽虛引起的心動過緩、心悸

　　心陽虛是心氣虛的重症，除了心氣虛的症狀外，還有四肢冰冷、大汗出、昏迷不醒、脈微欲絕，多見於心力衰竭或休克等，另外還有心動過緩、心悸等症狀。除根據不同的症狀選擇不同的飲食外，還可適當服用以下藥方幫助緩解症狀。

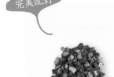

完美配對

桂枝
＋
炙甘草

溫通心陽，通利血脈，寧心定悸

桂枝味辛、甘，性溫，歸心、肺、膀胱經。具有發汗解肌、溫通經脈、助陽化氣、平衡降氣等功效。用於心悸、心動過緩、風寒感冒、脘腹冷痛、血寒經閉、關節痹痛、痰飲、水腫等症。

炙甘草味甘，性平，歸心、肺、脾、胃經。具有補脾和胃、益氣復脈等功效。用於心悸、心動過緩、脾胃虛弱、倦怠乏力等症。

桂枝辛甘溫，溫通心陽，溫經活血。炙甘草補益心氣，利血脈。兩藥合伍，溫通心陽不剛燥，益心脈不壅滯，藥簡力專，為溫通心陽、通利血脈、寧心定悸的重要配伍。

對症調養方

桂枝炙甘草燉牛肉

食材　桂枝3克，炙甘草8克，紅棗8枚，牛肉100克，胡蘿蔔200克，薑片、鹽各適量。

做法　將桂枝稍浸泡，牛肉切塊、焯水、洗淨，胡蘿蔔去皮、洗淨、切塊。除鹽外將所有材料一起放入燉盅，加蓋隔水燉3小時至熟透，最後放鹽調味即可。

用法　隨餐隨量而食。

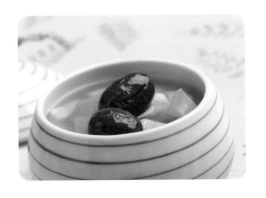

心脾兩虛引起的心悸

　　心脾兩虛指心、脾兩臟氣血虛弱的病變，由心血不足、脾氣虛弱所致，極易引起心悸、失眠、腹脹等症。可以聽從醫生囑咐對症服用益氣健脾、養血安神的中成藥，如歸脾丸，也可適當服用以下補氣攝血的藥方。

完美配對

柏子仁
＋

龍眼肉

養心脾，安神寧心

柏子仁味甘，性平，歸心、腎、大腸經。具有養心安神、止汗助眠、潤腸等功效。用於虛煩失眠、心悸怔忡、陰虛盜汗、腸燥便祕等症。

龍眼肉味甘，性溫，歸心、脾經。具有補益心脾、養血安神等功效。用於氣血不足、心悸怔忡、健忘失眠、血虛萎黃等症。

柏子仁柔潤，養心血，安心神。龍眼肉補心脾，養血安神。兩藥合用，相得益彰，有增養心脾、安神寧心之功效。

對症調養方

柏子仁龍眼燉豬蹄

食材　豬蹄 400 克，龍眼肉 20 克，柏子仁 15 克，紅棗 6 枚，料理米酒、薑片、鹽、醬油各適量。

做法　先將豬蹄切塊、焯水、過冷水、淨毛瀝乾，下熱油鍋爆炒 5 分鐘，再加料理米酒煮沸後倒入燉鍋。然後將龍眼肉、柏子仁、紅棗、薑片一起放入燉鍋內，大火燒開後轉小火慢燉至熟爛，最後在起鍋前放醬油、鹽調味收汁即可。

用法　隨餐隨量而食。

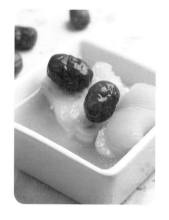

肝鬱氣滯引起的
心神不安、精神恍惚

　　上火、情緒不佳、抑鬱等最易導致肝鬱氣滯，脾氣急躁，遇事愛發火，這類人通常都會存在不同程度的肝鬱氣滯。肝鬱氣滯極易引起心神不安、精神恍惚、心情不暢，此時應服用具有理氣解鬱、活血散瘀作用的藥方來進行治療。

完美配對

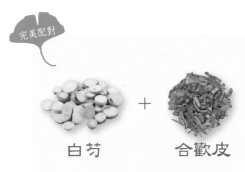

白芍　＋　合歡皮

養血柔肝，解鬱安神

　　白芍味苦、酸，性微寒，歸肝、脾經。具有安神養心、平肝止痛、養血調經、斂陰止汗等功效。用於失眠心悸、心神不寧、頭痛眩暈、脅痛、腹痛、四肢攣痛、血虛萎黃、月經失調、自汗、盜汗。合歡皮味甘，性平，歸心、肝、肺經。具有解鬱安神、活血消腫等功效。用於心神不安、憂鬱失眠、肺癰瘡腫、跌撲傷痛等症。

　　白芍養血斂陰平肝。合歡皮解鬱安神。兩藥柔斂疏鬱並用，相輔相成，有養血柔肝、解鬱安神之功效。

對症調養方

白芍合歡雞

食材 烏骨雞 1 隻（約 400 克），白芍、合歡皮各 12 克，蔥段、薑片、料理米酒、胡椒粉、鹽各適量。

做法 將烏骨雞處理乾淨，焯去血水，放置燉鍋內，加入白芍、合歡皮用大火煮沸。然後撇去浮沫，加蔥段、薑片、料理米酒轉小火慢燉至雞肉與骨架鬆軟，最後放鹽、胡椒粉調味即可。

用法 隨餐隨量而食。

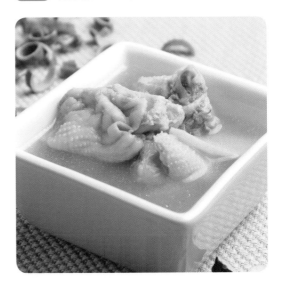

肝氣鬱結引起的頭暈

　　肝氣鬱結是指由於情緒抑鬱或其他慢性消耗性疾病，引起較大的情緒波動造成肝部不適的現象，極易引起頭暈等症。比如，工作壓力過大、不健康的生活習慣、暴飲暴食都會導致肝氣鬱結，引發頭暈，此時，應服用解鬱疏肝理氣的食物或者藥方來對症治療。

完美配對

石菖蒲

＋

鬱金

疏鬱滯化痰瘀，宣壅利竅

石菖蒲味辛、苦，性溫，歸心、胃經。具有化濕開胃、開竅豁痰、醒神益智等功效。用於鼻塞不通、脘痞不飢、噤口痢、神昏、癲癇、健忘、耳聾等症。

鬱金味辛、苦，性寒，歸肝、心、肺經。具有行氣化瘀、清心解鬱、利膽退黃等功效。用於頭暈、經閉經痛、胸腹脹痛、熱病神昏、癲癇發狂、黃疸尿赤等症。

石菖蒲化痰濁，開心竅，醒心神，化濕開胃和中。鬱金行氣解鬱，涼血祛瘀，清心化濁。兩藥合用，相得益彰，宣壅開閉，通諸竅。

對症調養方

菖蒲鬱金湯

食材　石菖蒲、炒梔子各 15 克，竹葉（新鮮）、鬱金、連翹各 10 克。

做法　將以上藥材洗淨加水煎煮，去渣取汁。

用法　日煎 1 劑，早、晚溫服。

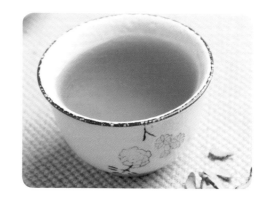

肝陽上亢引起的頭暈、頭痛

　　長期過度緊張的工作和勞累以及經常熬夜的人最易肝陽上亢，且好發於秋冬季節，最常見的症狀是頭暈、頭痛、心悸、健忘等，良好的休息是治療和預防本病的前提。一旦發生此症，頭暈、頭痛嚴重的話，需服用平肝潛陽、滋陰降火的藥方來治療。

完美配對

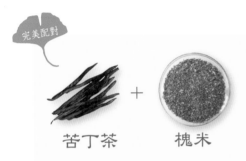

苦丁茶 ＋ 槐米

清肝利頭目，涼血止血

苦丁茶味甘、苦，性寒，歸肝、肺、胃經。具有疏風清熱、明目生津等功效。用於風熱頭痛、頭暈、齒痛、目赤、口瘡、熱病煩渴、泄瀉、痢疾等症。

槐米味苦，性微寒，歸肝、大腸經。具有涼血止血、清肝瀉火等功效。用於頭痛眩暈、便血、痔血、血痢、崩漏、吐血、衄血、肝熱目赤等症。

苦丁茶散風熱，清利頭目。槐米清肝，涼血止血。兩藥一入肝之氣分，一入肝之血分，合用肝之氣血兩清。

對症調養方

苦丁槐米茶

食材 苦丁茶 4 克，槐米 5 克。

做法 取以上兩味藥材，用沸水沖泡即可。

用法 代茶飲（可反復沖泡至味淡）。

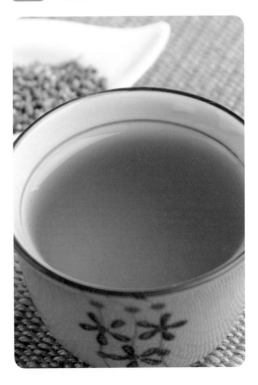

肺燥引起的心緒不寧、胸悶

　　人們常說的「秋燥」，就是肺燥，多出現在秋季，外在常見症狀為口乾、唇乾、鼻乾、咽乾、舌乾少津、大便乾結、皮膚乾甚至龜裂等症，內在症狀則為心緒不寧、胸悶等。秋季如要保養體內的陰氣關鍵在於防燥，一旦肺燥引起心緒不寧和胸悶，應選用潤肺去燥的藥方進行治療。

完美配對

川貝母
＋

合歡花

開肺鬱，化痰熱，安心神

川貝母味苦、甘，性微寒，歸肺、心經。具有清熱潤肺、化痰止咳等功效。用於肺熱燥咳、胸悶、乾咳少痰、陰虛勞嗽、咳痰帶血等症。

合歡花味甘，性平，歸心、脾經。具有舒鬱、理氣、安神、活絡等功效。用於鬱結胸悶、失眠、健忘、風火眼疾、視物不清、咽痛、癰腫、跌打損傷疼痛等症。

川貝母潤肺化痰散結，並洩胸中鬱結之火氣。合歡花舒鬱理氣、安神、活絡。兩藥合伍，痰氣並調，有開鬱結、化痰熱、安心神的功效，用藥輕質，別具一格。

對症調養方

合歡貝茶

食材　合歡花 5 克，川貝母 2 克，花茶 3 克。

做法　將藥材洗淨，加水煎煮後去渣，取其汁煮沸沖泡花茶即可。

用法　代茶飲（可反復沖泡至味淡）。

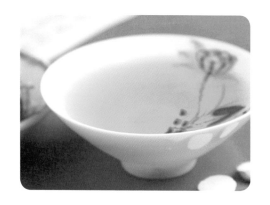

老年人健忘、記憶力減退

　　成年人隨著年齡的增長，記憶力會有不同程度的下降，這是人人皆知的事實，可是記憶下降的程度，每個人的表現卻有很大的差異，有的人雖然年齡很高記憶卻仍然很好，也有人未老先衰，整日丟三落四，此時可服用補益精血的藥方來對症治療。

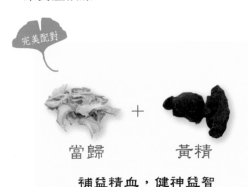

完美配對

當歸　＋　黃精

補益精血，健神益智

　　當歸味甘、辛，性溫，歸肝、心、脾經。具有養血安神、調經止痛、潤腸通便等功效。用於貧血健忘、虛寒腹痛、腸燥便祕、血虛萎黃、眩暈心悸、月經失調、跌撲損傷等症。

　　黃精味甘，性平，歸脾、肺、腎經。具有補氣養陰、健脾、潤肺、益腎等功效。用於健忘、脾胃虛弱、體倦乏力、口乾食少、肺虛燥咳、精血不足、內熱消渴等症。

　　黃精補脾潤肺，養陰益精。當歸補血活血。兩藥合用，心腎精血同養，相得益彰，而有健神益智之功。

對症調養方

當歸黃精羊心湯

食材　當歸 10 克，黃精 10 克，羊心 1 個，鹽、羊肉湯、胡椒粉各適量。

做法　將當歸、黃精洗淨，潤透，切片。再將羊心洗淨去筋膜，切成薄片。然後把羊心片、當歸片、黃精片、羊肉湯、鹽一起下鍋煮至羊心熟爛，最後撒胡椒粉調味即可。

用法　隨餐隨量而食。

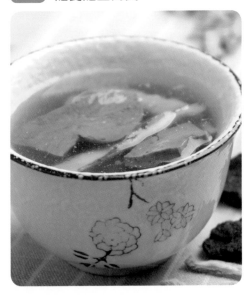

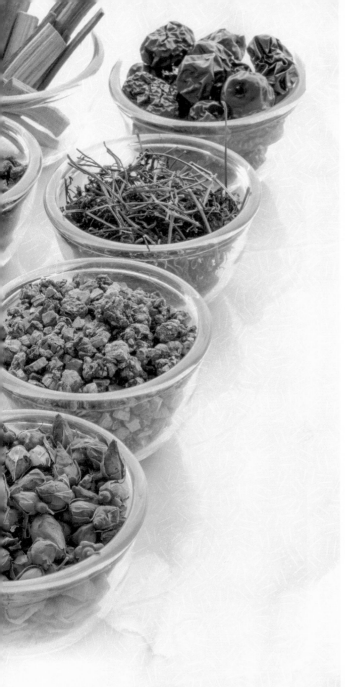

第 5 章

頭面部疾病中藥配伍

——頭面清爽，一身輕鬆

腎虛引起的耳鳴、耳聾

　　腎虛被公認為「百病之源」，中醫理論認為，「腎為先天之本，生命之根」。有些人常感到腰酸腿痛，四肢無力，稍微疲累就氣喘吁吁，甚至會出現耳鳴、耳聾等症狀，嚴重影響生活品質，此時應以補心養腎為治療原則，慢慢調養，病症就會逐漸改善。

完美配對

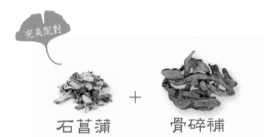

石菖蒲　＋　骨碎補

交通心腎，開竅聰耳

石菖蒲味辛、苦，性溫，歸心、胃經。具有化濕開胃、開竅豁痰、醒神益智等功效。用於鼻塞不通、脘痞不飢、噤口痢、健忘、耳聾等症。骨碎補味苦，性溫，歸腎、肝經。具有補腎強骨、續傷止痛等功效。用於耳鳴耳聾、腎虛腰痛、牙齒鬆動、跌撲閃挫、筋骨折傷、白癜風等症。

石菖蒲化痰開竅通心氣，善治耳鳴。骨碎補活血補腎，「主骨中毒氣」。臨床觀察認為骨碎補有防治鏈黴素耳毒性反應的作用，「腎開竅於耳，腎和則能辨五音」。兩藥合用，相輔相成，有交通心腎、開耳竅聰耳的功效。

對症調養方

菖蒲骨碎補湯

食材　石菖蒲、骨碎補各 10 克。

做法　將以上兩味藥材洗淨，加水煎煮後去渣，取汁即可。

用法　日煎 1 劑，早、晚分服。

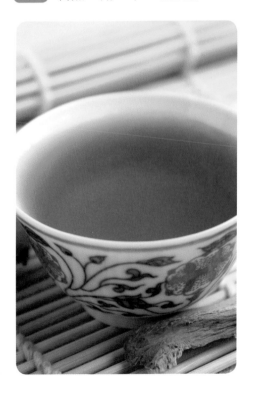

脾氣虛弱引起的口舌生瘡

　　口舌生瘡通常出現在 10 ～ 30 歲的人群中，大多數人有復發的可能，比如兩三個月發作 1 次。從中醫角度來看，口舌生瘡多半是由於脾氣虛弱，導致胃部容易感染邪毒所致，也有可能由感冒所引起。患者在飲食上一定要注意少吃辛辣、油炸的食物，多吃蔬菜，多喝白開水，能有效緩解病情。

完美配對

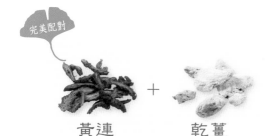

黃連　＋　乾薑

辛開苦降，瀉熱消瘡
健胃厚腸

黃連味苦，性寒，歸心、脾、胃、肝、膽、大腸經。具有清熱燥濕、瀉火解毒等功效。用於口舌生瘡、目赤、牙痛、咳嗽、濕熱痞滿、嘔吐吞酸、瀉痢、黃疸、高熱神昏等症。

乾薑味辛，性熱，歸脾、胃、腎、心、肺經。具有溫中散寒、回陽通脈、燥濕消痰等功效。用於口舌生瘡、脘腹冷痛、嘔吐泄瀉、肢冷脈微、痰飲喘咳等症。

黃連瀉火解毒，清熱燥濕，厚腸止瀉痢。乾薑溫脾陽除裡寒。兩藥寒熱並施，辛開苦降，有瀉熱消瘡、健胃厚腸的功效。

對症調養方

黃連乾薑粥

食材　黃連 5 克，乾薑 8 克，粳米 50 克，白糖或蜂蜜適量。

做法　將黃連和乾薑加水煎煮，取其汁加入洗淨的粳米熬煮成粥，最後按個人口味加白糖或者蜂蜜調味即可。

用法　每天 1 次。

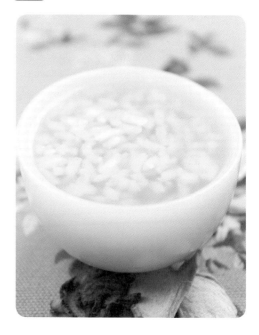

上火引起的牙齦腫痛、出血

　　由於天氣非常乾燥，人體唾液分泌減少，導致呼吸道乾燥，血管脆性增強，本來就很容易感染細菌，如果再吃補品或者辛辣刺激的食物，就會加速血液運行，往往導致上火，出現牙齦腫痛、口腔潰瘍等症，需以涼血養陰降火為治療原則，方能減輕症狀。

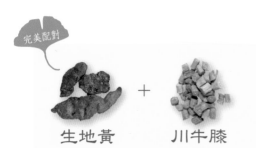

完美配對

生地黃　＋　川牛膝

涼血養陰降火

生地黃味甘、苦，性寒，歸心、肝、腎經。具有清熱涼血、養陰生津等功效。用於牙齦腫痛、胃熱傷陰、陰虛內熱、骨蒸勞熱、內熱消渴、吐血等症。

川牛膝味甘、微苦，性平，歸肝、腎經。具有逐瘀通經、通利關節、利尿通淋等功效。用於牙齦出血、經閉癥瘕、胞衣不下、關節痺痛、足痿筋攣、血淋、跌撲損傷等症。

生地黃滋陰涼血瀉火以治本。牛膝引血下行，導熱下行，降炎上之虛火以治標。兩藥合用，標本兼顧，上病下取，上下並治，滋潤滑利、養陰涼血、降炎上之火功效益增。

對症調養方

生地川牛膝蒸鴨

食材　鴨 1 隻（約 300 克），生地黃、川牛膝各 15 克，植物油、醬油、白糖、料理米酒、香油、蔥段、薑片、蒜末、鹽、胡椒粉各適量。

做法　將鴨處理乾淨後瀝乾，抹上醬油，下油鍋炸至金黃色撈出；生地黃洗淨切片，川牛膝洗淨待用。將蔥段、薑片以外所有調料調勻塗在鴨腹壁內，再把生地黃、川牛膝填入鴨腹內，蔥段、薑片入油鍋煸香後塞入鴨腹。接著用蒸籠蒸至熟透時端出，取出鴨腹中的材料，將鴨切塊裝盤，澆上原汁即可。

用法　隨餐隨量而食。孕婦禁服。

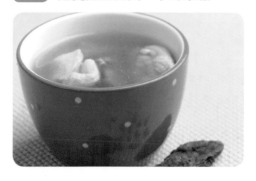

濕熱引起的口臭

　　口臭是一個很令人頭痛的問題，常常使人難以啟齒，甚至不敢與他人靠近。有些人甚至因為它感到自卑，影響與他人的交往，因為面對面交流必不可少，清新的口氣會讓對方感到舒服。人體濕熱過盛，往往就會導致口臭，給生活帶來了極大不便，此時不妨試試下列藥方，幫助去除口臭。

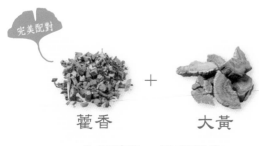

完美配對

藿香　＋　大黃

化濕瀉熱，導滯解毒

藿香味辛，性微溫，歸脾、胃、肺經。具有祛暑解表、化濕和胃、辟穢祛濕等功效。用於口臭、食慾不振、濕濁中阻、脘痞嘔吐、暑濕倦怠、腹痛吐瀉等症。

大黃味苦，性寒，歸肝、胃、大腸、脾經。具有清胃熱、降胃氣、破積消瘀、涼血解毒等功效。用於口臭、胃火旺盛、胃熱上逆等症。

藿香散表裡，化裡濕，辟穢化濁，宣中快氣。大黃通腑瀉熱，蕩滌胃腸積滯腐穢，活血解毒。兩藥化濕濁與通腑氣並用，燥濕與邪熱並行，解表與清裡並施，苦寒沉降中能快氣宣中，兩藥合用相輔相成，祛濕熱穢濁，導滯解毒功效較佳。

對症調養方

藿香大黃蜂蜜飲

食材　藿香 3 克，大黃 5 克，蜂蜜適量。

做法　將前兩味藥材烘乾研為粗末，加適量沸水沖泡，待水溫降低後，加適量蜂蜜調味即可。

用法　每天 1 劑，代茶飲用。

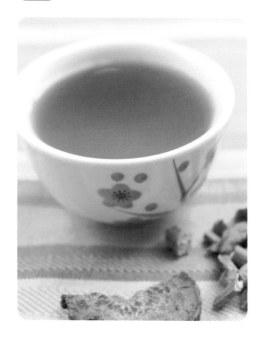

肝腎虛弱引起的老眼昏花

　　多數人進入中老年後，就會感到眼睛昏花，同時還伴有耳鳴耳聾、煩躁易怒、五心煩熱、腰膝酸軟、便祕等症，這主要是由肝腎虛弱所引起。此類患者在飲食上要注意清淡，少吃辛辣或者刺激性食物，多吃富含鐵元素的食物，治療宜氣血雙補、滋肝補腎。

完美配對

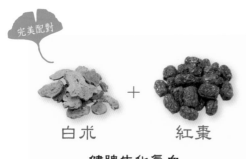

白术　＋　紅棗

健脾生化氣血

白术味苦、甘，性溫，歸脾、胃經。具有健脾益氣、燥濕利水、止汗、安胎等功效。用於老眼昏花、脾虛食少、腹脹泄瀉、痰飲眩悸、水腫、自汗等症。

紅棗味甘，性溫，歸脾、胃經。具有補中益氣、養血安神等功效。用於老眼昏花、脾虛食少、乏力便溏、婦人臟躁等症。

白术健脾氣以生化氣血，藥理研究證明白术有強壯、護肝，增加血漿蛋白等作用。紅棗補脾和胃，益氣生津，藥理研究認為紅棗有護肝、強壯體質和增加體重、增加血漿蛋白等作用。兩藥合用，相得益彰，健脾胃生化氣血。

對症調養方

白术紅棗燉雞

食材　白术8克，紅棗5枚，雞1隻（約400克），薑片、鹽各適量。

做法　將雞處理乾淨，紅棗去核洗淨，白术洗淨，一併加水放入鍋中，再放入薑片，大火煮沸後，轉小火燉煮2小時，最後加鹽調味即可。

用法　佐餐隨量食用，吃肉喝湯。

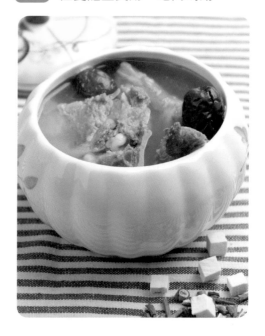

上火引起的面紅目赤

　　炎炎夏日，隨著天氣的變化，最容易引起上火，也是最讓大家頭痛的事。上火往往會引起面紅目赤、喉嚨腫痛等症狀。很多人認為上火是小毛病，吃點藥或者自我調節一下就可以了，但如果出現面部發紅，眼睛裡面帶有血絲，那就需要服用清熱解毒的藥方了。

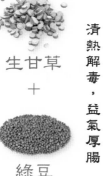

生甘草
＋
綠豆

清熱解毒，益氣厚腸

　　生甘草味甘，性平，歸心、肺、脾、胃經。具有清熱解毒、調中和胃等功效。用於上火、脾胃虛弱、倦怠乏力、心悸氣短、咳嗽痰多、脘腹和四肢攣急疼痛、癰腫瘡毒等症。

　　綠豆味甘，性寒，歸心、胃經。具有清熱解毒、消暑等功效。用於上火、暑熱煩渴、牙齦腫痛、目赤、瘡毒癰腫等症。

　　生甘草清熱解毒，古人云「甘草解百毒」。綠豆清熱解毒，消暑，益氣厚腸。兩藥合用，清熱解毒的效果倍增，可使內伏之熱毒得以透達清泄。

對症調養方

甘草綠豆粥

食材　甘草 10 克，綠豆 30 克，薏仁 15 克，冰糖適量。

做法　將藥材洗淨，放入鍋中，加入適量清水，熬煮成粥，加冰糖調味即可。

用法　每日代早餐食用。

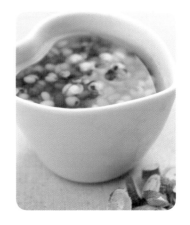

上火引起的口腔潰瘍

　　口腔潰瘍，俗稱「口瘡」，是口腔黏膜發生局部性潰瘍的一種口腔疾病。常由精神緊張、睡眠不足、吸煙酗酒、嗜食辛辣刺激之物、不注意口腔衛生等因素誘發，常影響飲食和說話，應以下火清熱為治療方針。

完美配對

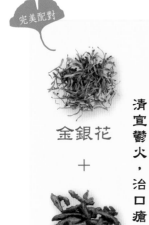

金銀花

＋

黃連

清宣鬱火，治口瘡

　　金銀花味甘，性寒，歸肺、心、胃經。具有清熱解毒、涼散風熱等功效。用於癰腫疔瘡、痤瘡、喉痺、丹毒、熱毒血痢、風熱感冒、溫病發熱等症。

　　黃連味苦，性寒，歸心、脾、胃、肝、膽、大腸經。具有清熱燥濕、瀉火解毒的功效。用於心肝火盛、目赤、牙痛、咳嗽、濕熱痞滿、嘔吐吞酸、瀉痢、黃疸、高熱神昏等症。

　　金銀花氣味芳香，既可清風溫之熱，又可解血中之毒，偏於透上半身之熱。黃連清熱燥濕，瀉火解毒。兩藥去熱解毒互濟，效果倍增，為治療口瘡之要藥。

對症調養方

金銀花黃連紅棗粥

食材　金銀花、黃連各 3 克，紅棗 2 枚，粳米 50 克，白糖適量。

做法　將金銀花、黃連加水煎煮，濾渣留汁。紅棗洗淨去核，和粳米一起煮沸後，加入藥汁熬至成粥，最後用白糖調味即可。

用法　每日溫服 2 次。

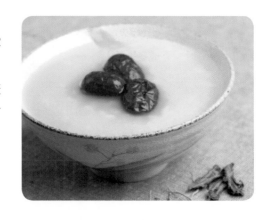

完美配對

白扁豆
＋

赤小豆
＋

綠豆

健脾化濕，和中解毒

白扁豆味甘，性微溫，歸脾、胃經。具有健脾化濕、和中消暑的功效。用於口腔潰瘍、脾胃虛弱、食慾不振、大便溏瀉、白帶過多、暑濕吐瀉、胸悶腹脹等症。

赤小豆味甘、酸，性平，歸心、小腸經。具有利水消腫、解毒排膿的功效。用於水腫脹滿、腳氣肢腫、黃疸尿赤、風濕熱痹、癰腫瘡毒、腸癰腹痛等症。

綠豆味甘，性寒，歸心、胃經。具有清熱解毒、消暑等功效。用於口腔潰瘍、牙齦腫痛、目赤、暑熱煩渴、瘡毒癰腫等症。

白扁豆健脾化暑濕，和中，下氣除濕熱。赤小豆清熱利濕解毒，行血消腫。綠豆清熱解毒，益氣厚腸。三藥合用，有補脾和胃、化濕解毒厚腸的功效。

對症調養方

三豆粥

食材 白扁豆、赤小豆、綠豆、粳米各 20 克。

做法 將藥材洗淨放入鍋中，煮沸至熟軟時，將洗淨的粳米倒入同煮，熬至成粥即可。

用法 隨量食用。

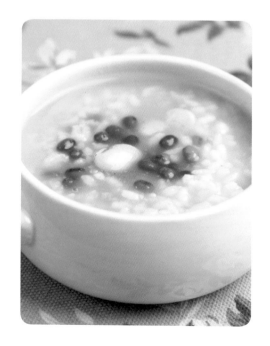

風寒引起的偏頭痛

　　風寒引起的偏頭痛屬於頭痛的一種，在日常生活中，人們不是很重視，所以出現偏頭痛症狀時，只是吃一些止痛藥來暫時緩解病情，如果不痛了，即認為是痊癒了，但實際上稍不注意，就會引發更嚴重的病症，此時可以服用祛風止痛的藥物來治療。

完美配對

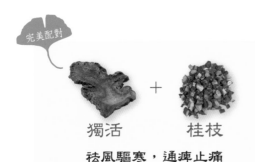

獨活　＋　桂枝

祛風驅寒，通痹止痛

獨活味辛、苦，性微溫，歸腎、膀胱經。具有祛風除濕、通痹止痛的功效。用於風寒頭痛、少陰伏風頭痛、風寒濕痹、腰膝疼痛等症。

桂枝味辛、甘，性溫，歸心、肺、膀胱經。具有發汗解肌、溫通經脈、助陽化氣、平衝降氣等功效。用於偏頭痛、風寒感冒、心悸、心動過緩、脘腹冷痛、血寒經閉、關節痹痛、痰飲、水腫等症。

桂枝辛甘溫，能助心陽，通心脈，解肌以去在表的風邪。獨活治足少陰伏風，通經絡止痛，走氣分。兩藥合用，一通一散，陰陽相配，可有效治療因風寒引起的偏頭痛。

對症調養方

獨活桂枝甘草湯

食材　獨活、桂枝各 5 克，甘草 6 克，白糖適量。

做法　將藥材洗淨，加水煮煎後去渣留汁，加入白糖調味即可。

用法　日煎 1 劑，分 2 次溫服。

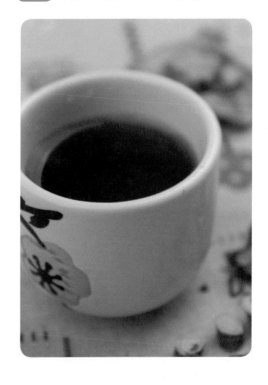

完美配對

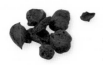

製川烏

＋

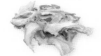

當歸

養血，逐寒濕，除痺痛

製川烏味辛、苦，性熱，歸心、肝、腎、脾經。具有祛風除濕、溫經止痛等功效。用於偏頭痛、風寒濕痺、關節疼痛、心腹冷痛、寒疝作痛、麻醉止痛等。當歸味甘、辛，性溫，歸肝、心、脾經。具有調經止痛、潤腸通便等功效。用於風寒頭痛、月經失調、虛寒腹痛、腸燥便祕、血虛萎黃、眩暈心悸、跌撲損傷等症。

製川烏藥性剛燥而烈。當歸藥性較柔潤。兩藥養血活血與逐風寒濕邪並用，相輔相成，溫而不燥，養而能通，「治風先治血，血行風自滅」，有養血活血、逐寒濕、止痺痛的功效。

對症調養方

當歸川烏排骨湯

食材　當歸 8 克，製川烏 3 克，豬排骨 250 克，薑片、鹽各適量。

做法　將豬排骨洗淨切塊，和當歸、製川烏、薑片一起放入鍋中，注入適量清水，用大火煮沸後，轉小火燉煮 1 小時，最後加鹽調味即可。

用法　佐餐隨量食用。

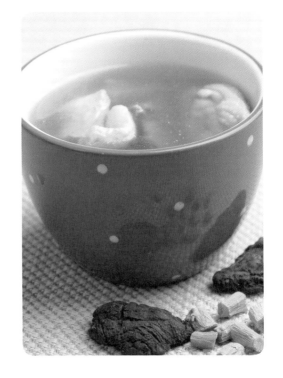

瘀血引起的偏頭痛

　　偏頭痛是臨床上最常見的原發性頭痛類型，臨床以發作性中重度、搏動性頭痛為主要症狀，一般持續 4 ～ 72 小時，可伴有噁心、嘔吐，光、聲刺激或日常活動均可加重頭痛，這可能是由瘀血阻塞所引起，中醫治療宜活血化瘀。

完美配對

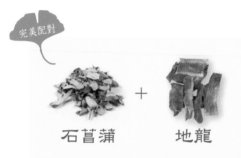

石菖蒲　　＋　　地龍

化痰開竅，活血化瘀

　　石菖蒲味辛、苦，性溫，歸心、胃經。具有醒神益智、化濕開胃、開竅豁痰等功效。用於頭痛發作、神昏癲癇、鼻塞不通、脘痞不飢、噤口痢、健忘、耳聾等症。地龍味鹹，性寒，歸肝、脾、膀胱經。具有安神、定驚、清熱、通絡、平喘、利尿等功效。用於偏頭痛、煩躁、高熱神昏、驚癇抽搐、關節痺痛、肢體麻木、半身不遂、肺熱喘咳、尿少水腫、高血壓等症。

　　石菖蒲除痰化濁利諸竅。地龍通絡祛瘀。兩藥合用痰瘀並化，開通利竅作用頗好。

對症調養方

菖蒲地龍枸杞粥

食材　石菖蒲 6 克，地龍（乾）3 克，枸杞子 10 克，粳米 50 克，冰糖適量。

做法　將前兩味藥材洗淨，加水煎煮後去渣，取汁與粳米、枸杞子熬煮成粥，最後放冰糖調味即可。

用法　隨餐而食。

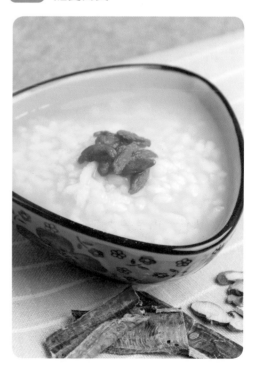

上火引起的痤瘡

　　痤瘡是一種常見的皮膚病，上火或皮膚護理不當就會在面部、背部、上手臂等部位發生痤瘡，影響美觀。一旦發生，不僅要做好面部清潔，尤其是在洗臉的時候，不可使用過熱或過涼的水，以免刺激皮膚，另外還需要對症服用清熱排毒的藥方來幫助治療。

完美配對

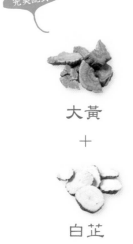

大黃
＋
白芷

清胃腸積滯熱毒，排膿消腫止痛

大黃味苦，性寒，歸脾、胃、大腸、肝、心包經。具有瀉熱通腸、涼血解毒、逐瘀通經等功效。用於痤瘡、實熱便祕、積滯腹痛、瀉痢不爽、濕熱黃疸、血熱吐衄、目赤、癰腫疔瘡、瘀血經閉、跌撲損傷等症。

白芷味辛，性溫，歸胃、大腸、肺經。具有通竅止痛、散風除濕、消腫排膿等功效。用於痤瘡、瘡瘍腫痛、鼻塞、鼻淵、感冒頭痛、眉棱骨痛、牙痛等症。

大黃通腑瀉熱、活血祛瘀，治「諸火瘡」。白芷化濕濁，解毒排膿止痛。兩藥合用，積滯能疏通，濕濁能化除，熱毒能排解。

對症調養方

黃芷湯

- **食材**　大黃、白芷各 3 克。
- **做法**　將藥材洗淨，加水煎煮後，去渣留汁即可。
- **用法**　藥汁放至隔日，次日早上空腹溫服。

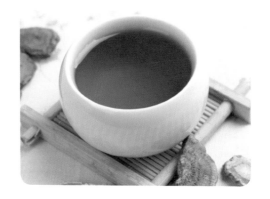

完美配對

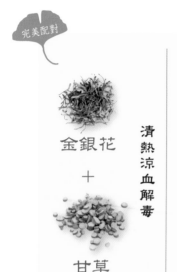

金銀花

＋

甘草

清熱涼血解毒

金銀花味甘，性寒，歸肺、心、胃經。具有清熱解毒、涼散風熱等功效。用於癰腫疔瘡、痤瘡、喉痺、丹毒、熱毒血痢、風熱感冒、溫病發熱等症。

甘草味甘，性平，歸心、肺、脾、胃經。具有清熱解毒、補脾益氣、袪痰止咳、緩急止痛、調和諸藥等功效。用於癰腫瘡毒、痤瘡、脾胃虛弱、倦怠乏力、心悸氣短、咳嗽痰多、四肢攣急疼痛等症。

岳美中稱金銀花「寒能解毒，甘不傷胃……宣通氣血，疏散熱毒」。甘草清熱解毒，調和胃氣。兩藥合用，相得益彰，增清熱涼血解毒之功，於平淡中建功效。

對症調養方

金銀花甘草飲

食材 金銀花、甘草各 10 克，冰糖適量。

做法 將藥材加水煎煮取汁，最後加冰糖調味即可。

用法 代茶飲。

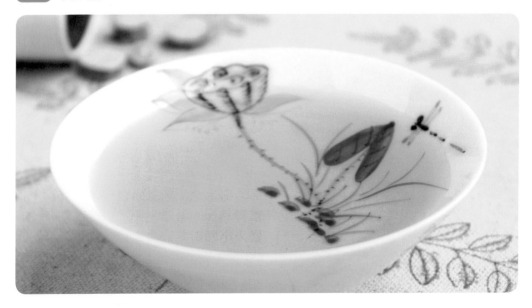

第6章

心臟、血液類疾病中藥配伍

——幫你解決煩『心』事

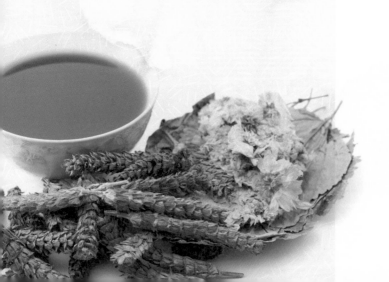

失血引起的貧血

　　通常，身體不適的人都會臉色蒼白，的確，健康的生命少不了紅色，這是紅血球所賦予，承擔著供應人體血和氧的重責大任，對人體健康有極其重要的意義。然而，失血導致的貧血卻常常危害人的健康，若不即時治療，便會慢慢消融人的健康和生命，應立即服用補氣生血的藥物來幫助身體滋生血液。

完美配對

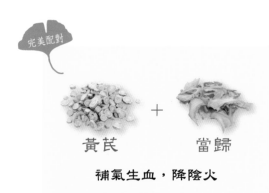

黃芪　＋　當歸

補氣生血，降陰火

黃芪味甘，性溫，歸肺、脾經。具有補氣固表、利尿托毒、排膿、斂瘡生肌等功效。用於氣虛乏力、食少便溏、中氣下陷、久瀉脫肛、血虛萎黃、內熱消渴等症。當歸味甘、辛，性溫，歸肝、心、脾經。具有調經止痛、潤腸通便等功效。用於貧血、虛寒腹痛、腸燥便祕、血虛萎黃、眩暈心悸、月經失調、跌撲損傷等症。

黃芪補益脾肺元氣，鼓舞氣化。當歸養血，和血活血。氣旺血生。兩藥合用，補氣以生血，氣血雙調，氣血調和，陰火可斂可降。

對症調養方

歸芪雞湯

食材　雞腿1隻，當歸、黃芪各6克，鹽適量。

做法　將雞腿洗淨切塊，放入鍋加水用大火煮沸，加入黃芪，待雞腿燉至七成熟再放當歸煮5分鐘，最後加鹽調味即可。

用法　隨餐食用。

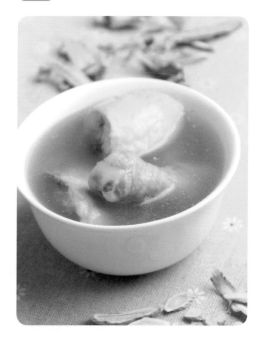

氣滯血瘀引起的 心絞痛

　　心絞痛是心臟病的一種，因為心臟中的血管比較小，供血不足就很容易出現心肌缺氧的表現，時間不會很長，但是非常不舒服，對中老年人的生命和健康帶來極大的威脅，病患可以在醫生的指導下對症服用以下藥方。

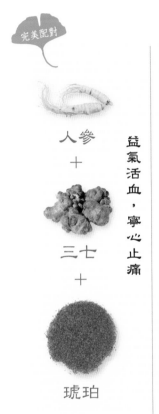

完美配對

人參
＋
三七
＋
琥珀

益氣活血，寧心止痛

人參味甘、微苦，性平，歸脾、肺、心經。具有大補元氣、復脈固脫、補脾益肺、生津、安神等功效。用於心力衰竭、心源性休克、體虛欲脫、肢冷脈微、脾虛食少、肺虛喘咳、津傷口渴、內熱消渴、久病虛羸、驚悸失眠、陽痿宮冷等症。

三七味甘、微苦，性溫，歸肝、胃經。具有散瘀止血、消腫定痛等功效。用於胸腹刺痛、咯血、吐血、衄血、便血、崩漏、外傷出血、跌撲腫痛等症。

琥珀味甘，性平，歸心、肝、小腸經。具有鎮靜、利尿、活血等功效。用於心絞痛、心悸、驚風、癲癇、失眠、小便不利、尿痛、尿血、閉經等症。

人參大補元氣，安心神。三七活血散瘀，消腫定痛，藥理研究認為三七有抗血小板凝集，明顯增加冠脈血流量，降低心肌耗氧量等作用。琥珀鎮驚安神，散瘀止血止痛。三藥合用，益心氣助行血散瘀，祛瘀不傷正，相輔相成，有益心氣通心脈、活血定痛寧心的功效。

對症調養方

人參三七琥珀雞

食材 人參 10 克，三七 15 克，琥珀 3 克，雞 1 隻（500 ～ 750 克），鹽適量。

做法 將食材均洗淨同下鍋，加適量水，大火煮沸後轉小火慢燉 2 小時，放鹽調味即可。

用法 佐餐隨量食用，日用 1 次。

心絞痛引起的悶痛

　　心絞痛是一種由冠狀動脈供血不足，導致心肌急劇和暫時性的缺血缺氧，以陣發性前胸壓迫感或疼痛為特點的臨床症狀，通常以胸部悶痛為常見特點，多在勞累、激動、受寒、飽食、吸煙時發作，以活血化瘀為治療方針，有助於緩解此症狀。

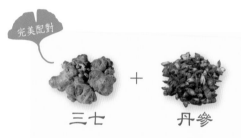

完美配對

三七　＋　丹參

活血化瘀，止痛定悸

三七味甘、微苦，性溫，歸肝、胃經。具有散瘀止血、消腫定痛等功效。用於胸腹刺痛、咯血、吐血、衄血、便血、崩漏、外傷出血、跌撲腫痛等症。
丹參味苦，性微寒，歸心、肝經。具有袪瘀止痛、清心除煩、活血通經等功效。用於心絞痛、胸腹刺痛、熱痺疼痛、心煩不眠、月經失調、經閉經痛、癥瘕積聚、瘡瘍腫痛、肝脾腫等症。

三七化瘀和血，消腫定痛。丹參活血通脈，清心除煩。兩藥活血化瘀，改善血行，尤能增加冠脈血流量，改善心肌代謝，合用相得益彰，止痛定悸功效穩妥。

對症調養方

三七丹參烏骨雞湯

食材　三七 10 克，丹參 12 克，烏骨雞肉 150 克，紅棗 4 枚。

做法　將以上食材洗淨，三七切片，烏骨雞肉切塊，紅棗去核，四料同時下鍋，用大火煮沸後轉小火燉至雞肉熟透即可。

用法　隨餐隨量食用，湯水調味後可代飲品飲用。

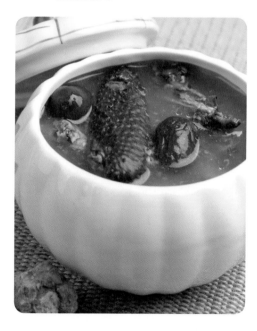

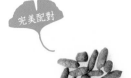

五靈脂
＋
蒲黃

活血散瘀止痛

五靈脂味甘，性溫，歸肝、脾經。具有活血散瘀的功效。用於心腹瘀血作痛、經痛、血瘀經閉、產後瘀血腹痛、跌撲損傷、蛇蟲咬傷等症。

蒲黃味甘，性平，歸肝、心包經。具有止血、化瘀、通淋等功效。用於脘腹刺痛、吐血、衄血、咯血、崩漏、外傷出血、經閉經痛、跌撲腫痛、血淋澀痛等症。

五靈脂甘溫，活血散瘀。蒲黃善於行血消瘀，且能止血。兩藥活血化瘀、通利血脈，合用相得益彰，散瘀止痛、推陳出新之功益增。

對症調養方

五靈脂蒲黃燉烏骨雞

食材　蒲黃、五靈脂各 5 克，生山楂 10 克，烏骨雞 1 隻（約 300 克），蜂蜜適量。

做法　將前三味藥材洗淨後加水煎煮後，去渣留汁待用。烏骨雞洗淨下鍋，倒入藥汁加適量水，以中火燉至雞肉熟透，最後放蜂蜜調味即可。

用法　隨量食用。

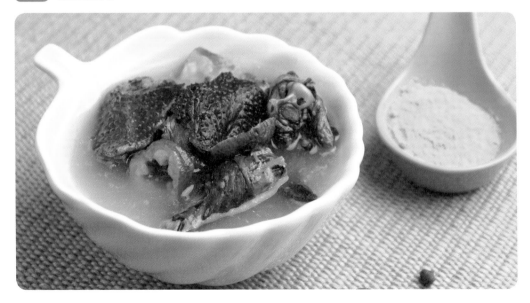

冠心病引起的胸悶

　　胸悶是一種症狀，許多疾病都可能出現此症狀，但以內科疾病為主，最多見的是心血管疾病，如冠心病等。寒冬時節，胸悶發作較為頻繁，患者可以在風和日麗的天氣曬太陽或者做戶外運動，以減輕胸悶症狀，同時可服用通氣潤肺的藥方，使胸悶症狀得以減輕。

完美配對

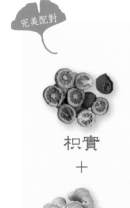

枳實
＋
生薑

宣通降逆，下氣散水

枳實味苦、辛、酸，性溫，歸脾、胃經。具有破氣消積、化痰散痞等功效。用於痰滯氣阻、胸悶、結胸積滯內停、痞滿脹痛、瀉痢後重、大便不通、胃下垂、脫肛、子宮脫垂等症。

生薑味辛，性微溫，歸肺、脾、胃經。具有解表散寒、溫中止嘔、化痰止咳等功效。用於胸悶、風寒感冒、胃寒嘔吐、寒痰咳嗽等症。

枳實降氣，瀉痰散痞，消積。生薑辛以散水，和胃降逆。兩藥宣降行散合用，相得益彰，共收宣通降逆行散之功。

對症調養方

橘皮枳實生薑湯

食材　橘皮 12 克，枳實 3 克，生薑 6 克。

做法　將藥材洗淨，加水 500 毫升煎取 200 毫升，去渣留汁。

用法　日煎 1 劑，早、晚溫服。

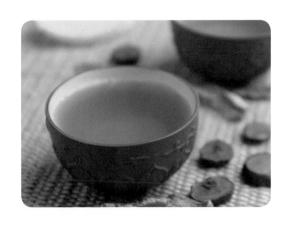

完美配對

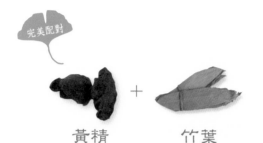

黃精　　　　＋　　　　竹葉

益氣養陰，清心活血

黃精味甘，性平，歸脾、肺、腎經。具有補氣養陰、健脾、潤肺、益腎等功效。用於胸悶氣短、脾胃虛弱、體倦乏力、口乾食少、肺虛燥咳、精血不足、內熱消渴等症。

竹葉味甘、淡，性寒，歸心、肺、膽、胃經。具有清熱除煩、生津利尿等功效。用於胸悶、熱病煩渴、小兒驚癇、欬逆吐衂、面赤、小便短亦、口糜舌瘡等症。

黃精補脾氣益脾陰，養腎精。竹葉能清心火，利小便，便於清餘留之心火而治心火煩熱，導熱下行。兩藥合用，相輔相成，有益氣養陰、活血通脈的功效。

對症調養方

黃精竹葉茶

食材　黃精 10 克，竹葉 5 克。

做法　將黃精洗淨，加水煎煮後去渣，取其汁煮沸，泡竹葉 5～10 分鐘即可。

用法　代茶飲。

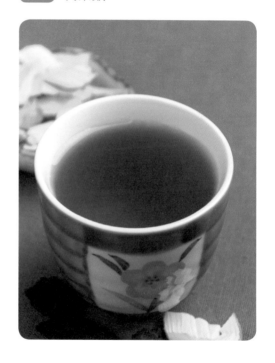

冠心病引起的胸痛

　　冠心病往往會引起劇烈的胸痛，讓人難以忍受。因而在生活中需要十分注意，比如，膳食要少鹽、少油、少肉；平時不可做劇烈運動；情緒要保持放鬆穩定，避免大起大落。同時，還應當配合服用消痰祛瘀的藥方改善胸痛等症狀。

完美配對

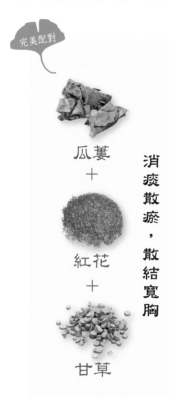

瓜蔞
＋
紅花
＋
甘草

消痰散瘀，散結寬胸

　　瓜蔞味甘、苦，性寒，歸肺、胃、大腸經。具有潤肺、化痰、散結、滑腸等功效。用於胸痛、痰熱咳嗽、胸痺、結胸、肺痿咯血、消渴、黃疸、便祕、癰腫初起等症。

　　紅花味辛，性溫，歸心、肝經。具有活血通經、散瘀止痛等功效。用於胸痛、經閉、經痛、惡露不行、癥瘕痞塊、跌撲損傷、瘡瘍腫痛等症。

　　甘草味甘，性平，歸心、肺、脾、胃經。具有清熱解毒、補脾益氣、祛痰止咳、緩急止痛、調和諸藥等功效。用於心悸氣短、倦怠乏力、癰腫瘡毒、痤瘡、脾胃虛弱、咳嗽痰多、四肢攣急疼痛等症。

　　瓜蔞清滌肺胃痰熱，利氣散結寬胸。紅花祛瘀止痛。甘草益脾氣，補虛復脈。三藥滑滌痰瘀，辛潤通絡，滑滌辛通中有甘緩，不耗散也不熾烈，相輔相成，有消痰瘀、散結通絡的功效。

對症調養方

瓜蔞紅花飲

食材　瓜蔞 1 隻，紅花、甘草各 6 克。

做法　將以上三味藥材加水煎煮 2 次，去渣取汁 150 毫升即可。

用法　日煎 1 劑，早、晚溫服。

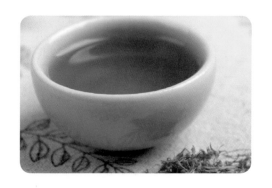

血瘀引起的 胸脅痛

　　血瘀是指血行不暢或瘀血內阻的狀態，其引起的疼痛多數為刺痛、絞痛、悶痛，疼痛位置總是固定在某一處或幾個地方，比如兩脅肋部疼痛、胸痛等，尤其在陰雨天、寒冷季節或者夜晚疼痛加劇，嚴重的還會自己感覺脅肋部長個大腫塊。

完美配對

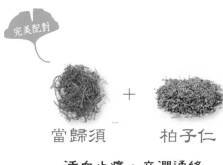

當歸須　＋　柏子仁

活血止痛，辛潤通絡

當歸須味甘、苦，性溫，歸肝、心、脾經。具有活血、調經、止痛等功效。用於治療胸脅痛、崩漏、月經失調等症。

柏子仁味甘，性平，歸心、腎、大腸經。具有養心安神、止汗助眠、潤腸等功效。用於胸脅痛、虛煩失眠、心悸怔忡、陰虛盜汗、腸燥便祕等症。

當歸須甘補辛散，活血止痛。柏子仁辛潤通絡，養血潤燥。兩藥辛通甘潤合用，既養血柔潤肝體，又辛香通達肝絡，辛不燥血，潤不礙絡，相輔相成。

對症調養方

當歸柏仁茶

食材　當歸須 5 克，柏子仁、花茶各 3 克。

做法　將藥材洗淨後加水煎煮，去渣留汁，取汁沖泡花茶即可。

用法　代茶飲，可反復沖泡至無味。

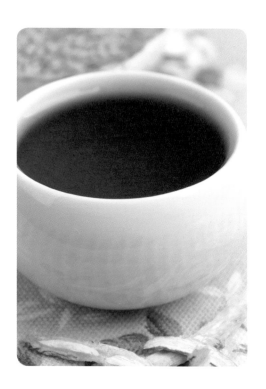

風濕性心臟病引起的胸痛

　　胸痛是風濕性心臟病的一種常見症狀，多發於冬春季節。除了避免體力勞動，以免增加心臟負擔外，還需要對症服用舒筋通絡的藥方。

完美配對

絲瓜絡

＋

桑枝

舒經通絡，行血祛風

絲瓜絡味甘，性平，歸肺、胃、肝經。具有通絡、活血、祛風等功效。用於胸脅脹痛、痺痛拘攣、乳汁不通等症。

桑枝味微苦，性平，歸肝經。具有祛風濕、利關節等功效。用於胸痛、肩臂和關節酸痛麻木。

絲瓜絡祛風，通經絡，行血脈，涼血解毒。桑枝祛風濕通經絡，治肌膚乾燥風癢。兩藥輕靈入絡，合用相得益彰，增活血祛風、通絡利關節之功效。

對症調養方

絲瓜絡桑枝煲雞

食材 絲瓜絡 30 克，桑枝 30 克，母雞 1 隻（約 750 克），鹽適量。

做法 將母雞去毛去內臟、洗淨切塊，然後將絲瓜絡、桑枝洗淨後與雞肉一起下鍋，大火煮沸後轉小火煮至熟透，最後放鹽調味即可。

用法 隨餐隨量而食。

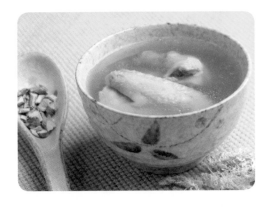

陰陽兩虛引起的
心動過速或心律不整

　　陰陽兩虛是指人體既有陰虛又有陽虛，其主要症狀是既怕冷又怕熱，冬天特別怕冷，夏天又特別怕熱，這是陰陽失調或陰陽兩虛之體質，而且還會引起心動過速或心律不整，對健康相當不利，進補時宜採用養陰溫陽和滋陰壯陽的補法。

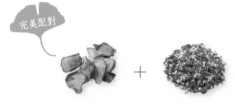

完美配對

製附子　＋　酸棗仁

溫心陽，養心陰，安神

製附子味辛、甘，性大熱，歸心、腎、脾經。具有回陽救逆、補火助陽、逐風寒濕邪等功效。用於亡陽虛脫、肢冷脈微、陽痿、宮冷、心腹冷痛、虛寒吐瀉、陰寒水腫、陽虛外感、寒濕痺痛等症。酸棗仁味甘、酸，性平，歸肝、膽、心經。具有補肝、寧心、斂汗、生津等功效。用於虛煩不眠、驚悸多夢、體虛多汗、津傷口渴等症。

製附子溫通心陽，興奮強壯、強心。酸棗仁潤養陰血，益心肝安心神。兩藥辛通酸收，溫陽養陰並施，溫而不燥、養而能通，有溫心陽、養心陰、安神的功效。

對症調養方

附子棗仁粥

食材 製附子 3 克，酸棗仁、甘草各 10 克，粳米 50 克。

做法 將藥材加水煎煮後去渣，取其汁加適量水，將粳米熬至成粥即可。

用法 日煎 1 劑，早、晚溫服。

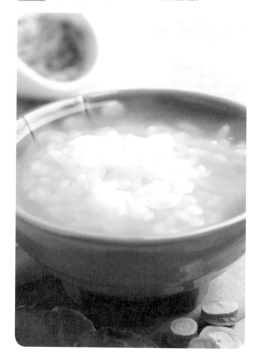

血小板偏少

　　血小板偏少是一種頑固的血液疾病，通常會引起黏膜滲血、便血、尿血、咯血、嘔血等，而腦出血亦會致使昏迷或死亡，還會造成皮膚過早老化、黑色素沉澱、各臟腑功能低下而早衰。血小板減少多見於女性、兒童或嬰兒，一般以補精益血為治療原則。

完美配對

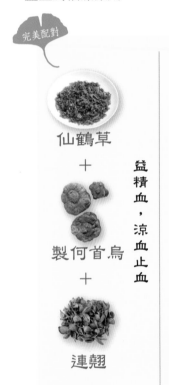

仙鶴草
＋
製何首烏
＋
連翹

益精血，涼血止血

仙鶴草味苦、澀，性平，歸心、肝經。具有收斂止血、截瘧、止痢、解毒等功效。用於咯血、吐血、崩漏下血、瘧疾、血痢、脫力勞傷、癰腫瘡毒、陰癢帶下等症。

製何首烏味苦、甘、澀，性溫，歸肝、心、腎經。具有解毒、消癰、潤腸通便等功效。用於瘰癧瘡癰、風疹搔癢、腸燥便祕、高血脂等。

連翹味苦，性微寒，歸肺、心、小腸經。具有清熱解毒、消腫散結等功效。用於癰疽、瘰癧、乳癰、丹毒、風熱感冒、溫病初起、溫熱入營、高熱煩渴、神昏發斑、熱淋尿閉等症。

仙鶴草收斂止血，補虛強壯。製何首烏補肝腎，益精血。連翹清熱解毒，疏散風熱，能增強微血管壁的緻密性。三藥補益與清熱收澀並用，補益溫和不助熱，澀中有散不鬱閉，相輔相成，有補益精血促化生、涼血解毒促止血的功效。

對症調養方

仙鶴首烏連翹飲

食材　仙鶴草 20 克，製何首烏、連翹各 15 克，綠茶 3 克。

做法　將藥材洗淨，加水煎煮後去渣，取汁沖泡綠茶即可。

用法　代茶飲（可反覆沖泡至味淡）。

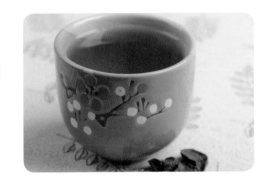

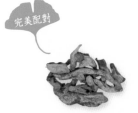

完美配對

骨碎補

＋

油松節

＋

雞血藤

補肝活絡，促進營血生化

骨碎補味苦，性溫，歸腎、肝經。具有補腎強骨、續傷止痛等功效。用於耳鳴耳聾、腎虛腰痛、牙齒鬆動、跌撲閃挫、筋骨折傷、白癜風等症。

油松節味苦，性溫，歸心、肺經。具有祛風除濕、活絡止痛等功效。用於風濕關節痛、腰腿痛、大骨節病、跌打腫痛、腳氣痿軟等症。

雞血藤味苦、甘，性溫，歸肝、腎經。具有補血、活血、通絡等功效。用於月經失調、血虛萎黃、麻木癱瘓、風濕痺痛等症。

骨碎補補腎活血，藥理研究認為其有促進組織代謝的作用。油松節舒筋活絡。雞血藤補血活血。三藥合用，補腎活絡，促進營血生化。

對症調養方

骨碎補油松節雞血藤煲豬腰

食材 骨碎補 10 克，油松節 10 克，雞血藤 20 克，豬腰 2 個，生薑、鹽各適量。

做法 將豬腰剖開剔除臊腺後洗淨，前三味藥材也洗淨，加水煎煮後去渣，取其汁同豬腰下鍋，加適量水用大火煮沸，加生薑後轉小火慢燉 2 小時，最後放鹽調味即可。

用法 隨餐隨量而食。

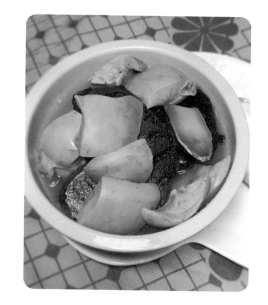

冠心病引起的心悸、失眠

　　冠心病是老年人最常見疾病之一，是影響人們健康和長壽的主要疾病。隨著生活水平的提高和生活壓力的增大，冠心病患者往往還出現心悸、失眠等症，對恢復健康十分不利，因此，除了日常需清淡飲食外，還可服用以下藥方幫助恢復睡眠。

完美配對

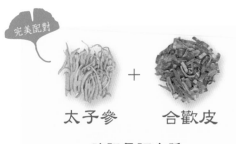

太子參　　＋　　合歡皮

疏肝氣調血脈
益氣和陰、定心悸

太子參味甘、微苦，性平，歸脾、肺經。具有益氣健脾、助眠安神、生津潤肺等功效。用於失眠多夢、心悸、脾虛體倦、食慾不振、病後虛弱、氣陰不足、自汗口渴、肺燥乾咳等症。

合歡皮味甘，性平，歸心、肝、肺經。具有解鬱安神、活血消腫等功效。用於心神不安、憂鬱失眠、肺癰瘡腫、跌撲傷痛等症。

太子參功用介於黨參之補、沙參之潤之間，善補益氣陰。合歡皮益心脾，和營安神，解抑鬱。兩藥合用，疏養調達，益氣和陰，養益不壅滯，疏鬱不耗傷，相輔相成，有疏肝氣調血脈、益氣和陰、定心悸的功效。

對症調養方

太子參合歡皮燉柴雞

食材 太子參 8 克，合歡皮 10 克，柴雞 1 隻（約 250 克），蔥段、薑片、料理米酒、鹽各適量。

做法 先將柴雞洗淨、切塊、焯水，再將太子參、合歡皮洗淨。除了鹽以外的材料一起放入鍋，燉約 2 小時，至熟透後加鹽稍煮幾分鐘即可。

用法 隨量而食。

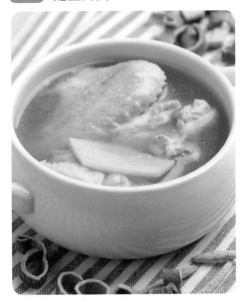

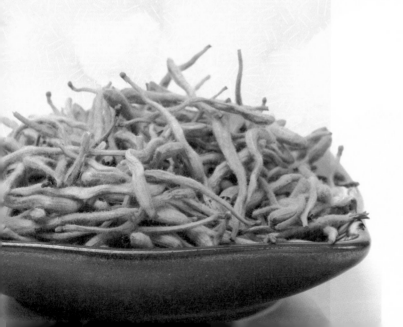

第 7 章

肝膽類疾病中藥配伍

——清肝利膽一身輕鬆

膽結石

　　膽結石是常見的疾病，隨著生活節奏的加速，越來越多的人患上了膽結石，嚴重影響生活品質，甚至有些發生癌變，所以膽結石不容忽視。想要讓身體重拾健康，在飲食中除了要注意營養均衡，不暴飲暴食，還要戒菸酒，另外，還需服用排石利膽的藥方，使病情得到控制。

完美配對

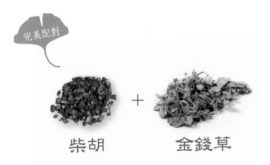

柴胡　　　　　金錢草

疏肝，利膽，排石

柴胡味苦，性微寒，歸肝、膽經。具有和解表裡、疏肝、昇陽等功效。用於膽結石、眼部發黑、感冒發熱、寒熱往來、胸脅脹痛、月經失調、子宮脫垂、脫肛等症。金錢草味甘、鹹，性微寒，歸肝、膽、腎、膀胱經。具有清利濕熱、通淋、消腫等功效。用於肝膽結石、尿道結石、熱淋、沙淋、尿澀作痛、黃疸尿赤、癰腫疔瘡、毒蛇咬傷等症。

柴胡疏利肝膽。金錢草清利濕熱退黃疸，利膽排石。兩藥合用，疏肝調氣，有助於清利排石、退黃疸。

對症調養方

金錢柴胡茶

- 食材　金錢草 5 克，柴胡 3 克，茉莉花茶 3 克。
- 做法　將藥材洗淨，加水煎煮後去渣，取其汁煮沸沖泡茉莉花茶即可。
- 用法　代茶飲（可反復沖泡至味淡）。

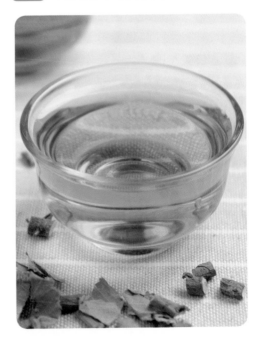

完美配對

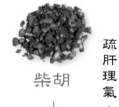

柴胡

＋

甘草

疏肝理氣，解毒護肝

柴胡味苦，性微寒，歸肝、膽經。具有和解表裡、疏肝、昇陽等功效。用於肝膽病、眼部發黑、感冒發熱、寒熱往來、胸脅脹痛、月經失調、子宮脫垂、脫肛等症。

甘草味甘，性平，歸心、肺、脾、胃經。具有清熱解毒、補脾益氣、祛痰止咳、緩急止痛、調和諸藥等功效。用於膽結石、癰腫瘡毒、痤瘡、脾胃虛弱、倦怠乏力、心悸氣短、咳嗽痰多、四肢攣急疼痛等症。

柴胡疏氣解鬱，調暢氣血。甘草補中益氣，和中解毒。藥理研究證明，兩藥合用可明顯地解毒抗肝損傷，抑制肝臟纖維組織增生，使肝細胞內的肝醣原累積增加，使肝臟解毒功能增強，中和毒素，減輕毒素對肝細胞線粒體和溶酶體的破壞等作用。

對症調養方

柴胡甘草飲

食材 柴胡 5 克，甘草 3 克，生薑 6 克，冰糖適量。

做法 將前三味藥材加水煎煮後去渣留汁，最後加冰糖煮沸即可。

用法 日煎 1 劑，代茶飲。

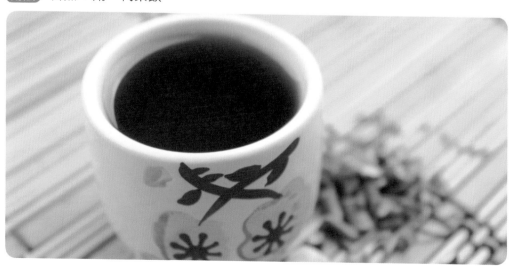

肝硬化

　　肝硬化是由一種或多種原因所引起的肝臟損害，使肝臟呈現一種進行性、瀰漫性、纖維性的病變。肝硬化患者往往會出現體重下降，免疫力降低，飲食調養對於肝硬化患者來說非常重要，因為肝硬化患者常常出現飲食不佳，影響病情的恢復，除此之外，病患還可同時對症服用具有化瘀消積作用的藥物，以幫助緩解肝硬化。

完美配對

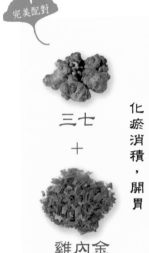

三七
＋
雞內金

化瘀消積，開胃

　　三七味甘、微苦，性溫，歸肝、胃經。具有散瘀止血、消腫定痛等功效。用於肝硬化、胸腹刺痛、咯血、吐血、衄血、便血、崩漏、外傷出血、跌撲腫痛等症。雞內金味甘，性寒，歸脾、胃、小腸、膀胱經。具有健胃消食、澀精止遺等功效。用於食積不消、嘔吐瀉痢、小兒疳積、遺尿、遺精等症。

　　三七化瘀和血止痛。雞內金消食磨積，利肝膽開胃。兩藥合用，漸消緩散有過之而又不及破削，藥效強而穩妥。

對症調養方

三七雞金茶

食材　三七 5 克，雞內金 3 克，花茶 3 克。

做法　將三七和雞內金洗淨後加水煎煮，去渣取汁，然後沖泡花茶即可。

用法　代茶飲（可反復沖泡至味淡）。

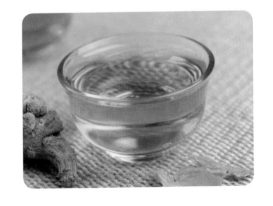

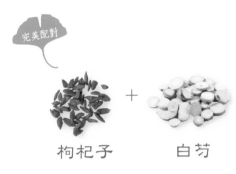

完美配對

枸杞子 ＋ 白芍

養血柔肝

枸杞子味甘，性平，歸肝、腎
經。具有滋補肝腎、益精明目
等功效。用於肝硬化、虛勞精
虧、腰膝痠痛、眩暈耳鳴、內
熱消渴、血虛萎黃、目昏不明
等症。

白芍味苦、酸，性微寒，歸肝、
脾經。具有平肝止痛、養血調
經、斂陰止汗等功效。用於肝
部硬化、失眠心悸、頭痛眩暈、
脅痛、腹痛、四肢攣痛、血虛
萎黃、月經失調、自汗、盜汗
等症。

枸杞子生精養血。白芍養血斂
陰，柔斂肝氣。肝腎同源，精
血互生。兩藥滋養柔斂，有滋
養肝腎陰血、柔肝和肝的功效。

對症調養方

白芍枸杞燉乳鴿

食材 白芍、枸杞子各 10 克，乳鴿
300 克，薑片、鹽、白糖、胡
椒粉各適量。

做法 先將乳鴿切塊、焯水、洗淨，
再將白芍、枸杞子洗淨後與乳
鴿、薑片同時下鍋，大火煮沸
後轉小火燉 40 分鐘至鴿肉熟，
最後放鹽、白糖、胡椒粉調味
即可。

用法 隨量而食。

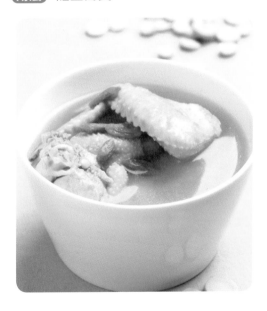

肝硬化導致的 腹水

　　腹水是失代償期肝硬化的主要病徵，不僅治療困難，而且治療後如果日常生活中不注重飲食等細節，很容易就引起復發。另外，腹水出現時，必須給予合適的飲食保健與護理，以利於腹水的消除，同時原發疾病的治療和對症處理是必需的，應以化瘀行水為治療原則，對症治療。

完美配對

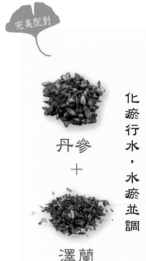

丹參
＋
澤蘭

化瘀行水，水瘀並調

丹參味苦，性微寒，歸心、肝經。具有清心除煩、活血通經、祛瘀止痛等功效。用於肝硬化腹水、肝脾腫大、心煩不眠、心絞痛、月經失調、經閉經痛、癥積聚、胸腹刺痛、熱痺疼痛、瘡瘍腫痛等症。

澤蘭味苦、辛，性微溫，歸肝、脾經。具有活血化瘀、行水消腫功效。用於水腫、月經失調、經閉、經痛、產後瘀血腹痛等症。

丹參活血行瘀，通脈利脈。澤蘭活血祛瘀，兼能利尿。兩藥合用，祛瘀以行水，利水以活血，水血並調，平和中正不傷氣血。

對症調養方

丹參澤蘭飲

（食材）丹參 15 克，澤蘭 10 克。

（做法）將丹參和澤蘭洗淨後，加水煎煮，然後去渣取汁。

（用法）代茶溫服。

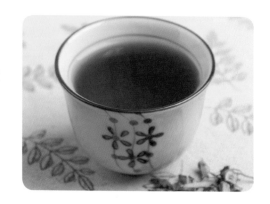

肝鬱血瘀引起的脂肪肝

　　脂肪肝主要是肝內脂肪堆積過多所引起的，病患平日一定要以低脂、低膽固醇的飲食為主，應清淡飲食，再加上適合的體育鍛煉，並控制體重。另外，還需在醫生的建議下，服用養肝平氣的藥物，但要注意不可過度依賴藥物，否則可能會或多或少地加重肝臟疾病。

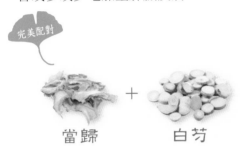

完美配對

當歸 ＋ 白芍

養肝血平肝氣，行氣血

當歸味甘、辛，性溫，歸肝、心、脾經。具有調經止痛、潤腸通便等功效。用於虛寒腹痛、腸燥便祕、血虛萎黃、眩暈心悸、月經失調、跌撲損傷等症。
白芍味苦、酸，性微寒，歸肝、脾經。具有平肝止痛、養血調經、斂陰止汗等功效。用於失眠心悸、頭痛眩暈、脅痛、腹痛、四肢攣痛、血虛萎黃、月經失調、自汗、盜汗。

當歸補血活血，消腫排膿止痛。白芍養血柔肝，緩急止痛。兩藥合用，養肝柔肝、平肝氣以緩急，柔養中行氣血以祛垢滯，相輔相成。

對症調養方

當歸白芍蒸乳鴿

食材 當歸、白芍各 10 克，乳鴿 1 隻（約 200 克），水發黑木耳 60 克，料理米酒、薑片、鹽適量。

做法 將水發黑木耳洗淨，乳鴿去毛和清內臟，洗淨備用，再將當歸、白芍洗淨，用紗布包好。最後所有材料包括調料一起放入鍋蒸 90 分鐘，蒸至鴿肉熟即可。

用法 隨餐隨量而食。

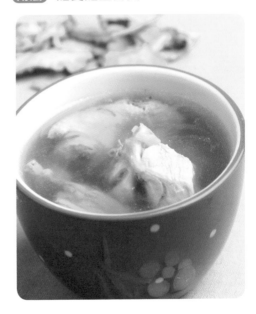

肝蘊濕熱引起的 **慢性肝炎**

　　慢性肝炎大多數是由急性肝炎轉變而成，從中醫角度來看，慢性肝炎可由肝蘊濕熱所引起，人體濕熱過盛，散發不出，久而久之導致肝部出現不適感。此類患者要注意休息和補充營養，避免肝功能發生異常，中醫治療則要以涼肝清熱解毒為主。

完美配對

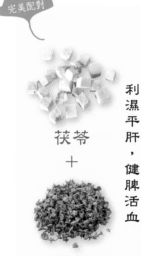

茯苓
＋
蒺藜

利濕平肝，健脾活血

茯苓味甘、淡，性平，歸心、肺、脾、腎經。具有滲濕健脾、安神等功效。用於慢性肝炎、小便不利、水腫脹滿、痰飲欬逆、嘔吐、脾虛食少、泄瀉、心悸不安、失眠健忘、遺精白濁等症。

蒺藜味辛、苦，性微溫，歸肝經。具有平肝解鬱、活血祛風、明目、止癢等功效。用於慢性肝炎、頭痛眩暈、胸脅脹痛、乳閉乳癰、目赤翳障、風疹搔癢等症。

茯苓既利水滲濕，又健脾和中，對脾虛濕阻有標本兼顧之效。蒺藜苦洩辛散，能疏肝散鬱結，平肝明眼目。兩藥配伍，一降一散，利濕平肝，使濕濁去，清陽升而頭暈止，肝氣平，對治療慢性肝炎有效。

對症調養方

茯苓蒺藜紅棗茶

食材 茯苓 3 克，蒺藜 2 克，紅棗 6 枚。

做法 將前兩味藥材加水煎煮 5 分鐘，再放入洗淨去核的紅棗熬煮 10 分鐘即可。

用法 每日代茶飲。

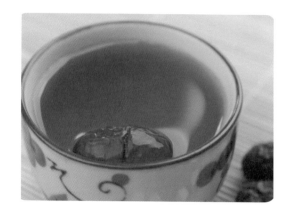

肝火亢盛引起的胸脅疼痛

　　肝臟作為人體最大的解毒器官，所有體內毒素幾乎都要經過肝臟代謝，排出體外。這個過程需要大量的水，如果水分不足，體內的毒素不容易稀釋，就較難排出體外，會使肝火亢盛。由於天氣乾燥和平時飲水量較少，肝火亢盛又往往會導致胸脅疼痛和失眠，這時不妨試試以下藥方，可幫助緩解症狀。

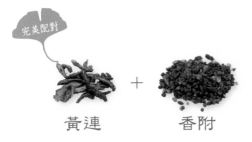

完美配對

黃連　＋　香附

疏肝瀉火，行氣清熱

黃連味苦，性寒，歸心、脾、胃、肝、膽、大腸經。具有清熱燥濕、瀉火解毒的功效。用於心肝火旺盛、失眠、胸痛、咳嗽、濕熱痞滿、嘔吐吞酸、瀉痢、黃疸、高熱神昏、目赤、牙痛等症。
香附味苦、辛，性微溫，歸肝、脾經。具有活血化瘀、行水消腫等功效。用於胸痛、月經失調、經閉、經痛、產後瘀血腹痛、水腫等症。

黃連清心火，洩肝熱。香附疏肝解鬱。兩藥清疏並用，寒不鬱遏，疏不助火，相輔相成，有疏肝行氣、清心瀉肝火的功效。

對症調養方
黃連香附薑汁茶

食材 黃連、薑汁各 3 克，香附 6 克，綠茶 5 克。

做法 將黃連、香附洗淨加水煎煮後，去渣留汁，取其汁加薑汁煮沸沖泡綠茶。

用法 代茶飲。

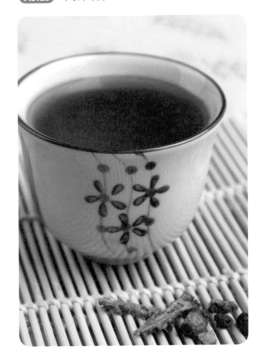

脾腎虧虛引起的肝血虛

　　肝血虛是指肝血不足，以肝血的調節功能失常及相關臟器失調為特徵。這大多因脾腎虧虛，生化之源不足，或慢性病耗傷肝血，或失血過多所致，常常會引起胃脘痛和腹痛，治療時需以柔肝養脾為原則。

完美配對

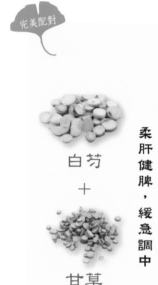

白芍
＋
甘草

柔肝健脾，緩急調中

白芍味苦、酸，性微寒，歸肝、脾經。具有平肝止痛、養血調經、斂陰止汗等功效。用於胃脘痛、腹痛、失眠心悸、頭痛眩暈、脅痛、四肢攣痛、血虛萎黃、月經失調、自汗、盜汗。

甘草味甘，性平，歸心、肺、脾、胃經。具有清熱解毒、緩急止痛、補脾益氣、祛痰止咳、調和諸藥等功效。用於脘腹疼痛、脾胃虛弱、癰腫瘡毒、痤瘡、倦怠乏力、心悸氣短、咳嗽痰多、四肢攣急疼痛等症。

白芍酸收柔斂，補肝血柔肝陰，緩急止痛。甘草補中益氣，清熱解毒，緩急止痛。白芍味酸，得木氣最純。甘草味甘，得七氣最厚。兩藥合伍，酸甘化陰，善補血柔肝緩急。兩藥入肝、脾，柔肝以健脾，緩急以調中，為治肝之專藥。

對症調養方

芍藥甘草湯

食材　白芍 30 克，甘草 10 克，白糖適量。

做法　將白芍、甘草潤透切片，下鍋加水煎煮 20 分鐘，濾渣取汁，最後加入白糖調勻即可。

用法　代茶飲。

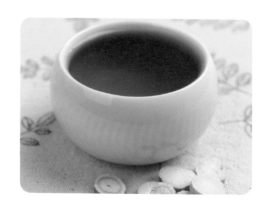

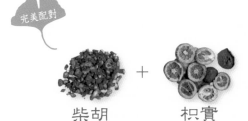

完美配對

柴胡 ＋ 枳實

疏肝導滯，升清降濁

柴胡味苦，性微寒，歸肝、膽
經。具有和解表裡、疏肝、昇
陽等功效。用於胃痛、胸脅脹
痛、眼部發黑、感冒發熱、寒
熱往來、月經失調、子宮脫垂、
脫肛等症。

枳實味苦、辛、酸，性溫，歸脾、
胃經。具有破氣消積、化痰散
痞等功效。用於痞滿脹痛、胸
悶、痰滯氣阻、結胸積滯內停、
瀉痢後重、大便不通、胃下垂、
脫肛、子宮脫垂等症。

柴胡疏肝調氣機，升清。枳實
破氣導脾胃積滯，降濁。兩藥
升降並用，肝脾同調，疏肝助
升脾氣，導積滯助肝氣條達，
相輔相成，有疏肝導滯、升清
降濁的功效。

對症調養方

柴枳檳榔湯

食材 柴胡、枳實、檳榔各 10 克。

做法 將食材洗淨，加水煎煮 2 次，
去渣取汁 200 毫升即可。

用法 日煎 1 劑，早、晚溫服。

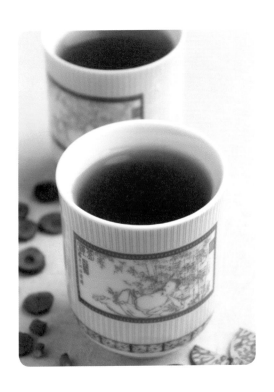

肝鬱引起的肝臟腫塊

　　肝鬱多由情緒抑鬱、氣機阻滯所致，是「肝氣鬱」、「肝氣鬱結」的簡稱。情緒大起大落，或者過於憂傷鬱悶時，就會出現肝鬱症狀，同時，也會引起胸脅痛，這是由於肝氣鬱而致氣滯血瘀、胸脅部刺痛不移，長此以往，就會慢慢出現腫塊等病症，因而可對症服用以下藥方幫助消腫。

完美配對

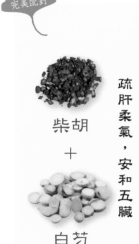

柴胡
＋
白芍

疏肝柔氣，安和五臟

柴胡味苦，性微寒，歸肝、膽經。具有和解表裡、疏肝、昇陽等功效。用於胸脅痛、眼部發黑、感冒發熱、寒熱往來、胸脅脹痛、月經失調、子宮脫垂、脫肛等症。

白芍味苦、酸，性微寒，歸肝、脾經。具有平肝止痛、養血調經、斂陰止汗等功效。用於脅痛、腹痛、失眠心悸、頭痛眩暈、四肢攣痛、血虛萎黃、月經失調、自汗、盜汗等症。

柴胡長於疏肝、條達肝氣，順暢氣血。白芍補血養陰柔肝，善治血虛諸症。兩藥剛柔相濟，疏不耗肝陰，柔養不礙滯，為疏養肝氣之良方。

對症調養方

柴胡白芍湯

食材　柴胡 10 克，白芍 12 克，茯苓、白朮、茵陳、虎杖各 15 克，丹參 30 克，板藍根 30 克。

做法　將以上藥材洗淨，加水煎煮後去渣取汁。

用法　日煎 1 劑，早、晚溫服。

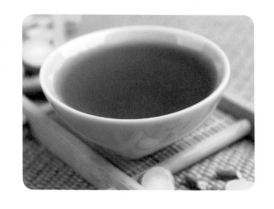

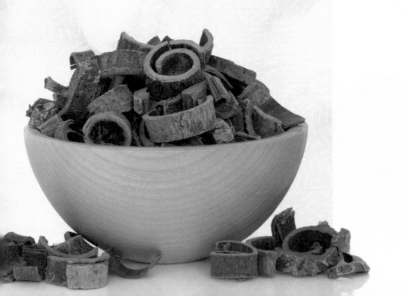

第 8 章

泌尿系統疾病中藥配伍

——輕鬆解決你的難言之隱

慢性腎炎引起的水腫

　　慢性腎炎患者由於體內鹽分過多而影響水分的排出，導致水腫，宜選用益氣活血的藥方來對症治療，緩解水腫症狀。

完美配對

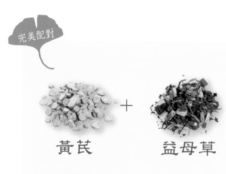

黃芪　　　＋　　　益母草

益氣活血，行水化濕

黃芪味甘，性溫，歸肺、脾經。具有補氣固表、利尿托毒、排膿、斂瘡生肌等功效。用於水腫、氣虛乏力、食少便溏、中氣下陷、久瀉脫肛、血虛萎黃、內熱消渴等症。

益母草味苦、辛，性微寒，歸肝、心包經。具有活血調經、利尿消腫等功效。用於急性腎炎水腫、水腫尿少、月經失調、經痛、經閉、惡露不盡等症。

黃芪益氣行水，托毒運毒。益母草活血祛瘀，利水消腫，解毒。兩藥補通兼施，補不壅滯，通不傷正。

對症調養方

益母芪茶

食材 益母草 5 克，黃芪 5 克，當歸 3 克，香附 3 克，花茶 3 克。

做法 將藥材洗淨，加水煎煮後去渣，取汁煮沸沖泡花茶即可。

用法 代茶飲（可反復沖泡至味淡）。

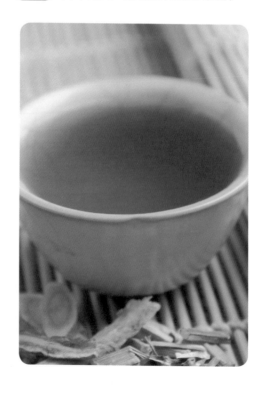

尿道感染引起的腰痛

　　腰痛是以腰部一側或兩側疼痛為主要症狀的一種病症，引起腰痛的原因很多，比較常見的有腎虛、腰椎骨質增生等。但值得注意的是，尿道感染同樣會引起腰部疼痛，且疼痛劇烈，患者一般難以忍受，宜選擇具有燥濕化毒作用的藥物進行治療。

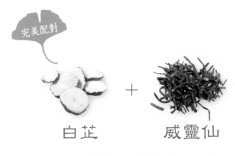

完美配對

白芷　　＋　　威靈仙

燥濕化毒祛風

白芷味辛，性溫，歸胃、大腸、肺經。具有通竅止痛、散風除濕、消腫排膿等功效。用於腰痛、鼻塞、鼻淵、感冒頭痛、眉棱骨痛、牙痛、白帶、瘡瘍腫痛等症。

威靈仙味辛、鹹，性溫，歸膀胱經。具有祛風除濕、通絡止痛等功效。用於尿頻、腰痛、風濕痺痛、肢體麻木、筋脈拘攣、屈伸不利、骨鯁咽喉等症。

白芷化濁燥濕，祛風解毒，排膿消腫，止痛。威靈仙祛風勝濕止痛。兩藥合用，燥濕化濁、祛穢排膿、祛風止痛功效益彰。

對症調養方

威靈芷茶

食材 威靈仙 5 克，白芷、花茶各 3 克。

做法 取沸水 250 毫升，沖泡以上三味藥材即可。

用法 作茶飲（可反復沖泡至味淡）。

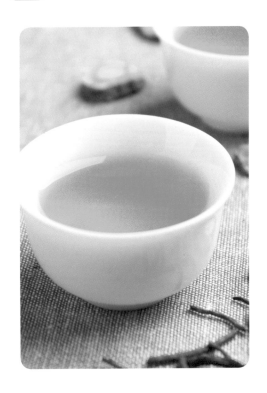

急慢性腎炎引起的下肢水腫

　　急慢性腎炎通常由於鈉、水瀦留，微血管通透性增加，丟失太多尿蛋白而造成血漿滲透壓降低，使組織間隙體液聚集而引起水腫。水腫常見於下肢，並伴有尿少或夜尿、多尿等症。

完美配對

黃芪

＋

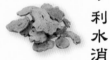

白朮

補氣健脾，利水消腫

　　黃芪味甘，性溫，歸肺、脾經。具有補氣固表、利尿托毒、排膿、斂瘡生肌等功效。用於水腫、氣虛乏力、食少便溏、中氣下陷、久瀉脫肛、血虛萎黃、內熱消渴等症。

　　白朮味苦、甘，性溫，歸脾、胃經。具有健脾益氣、燥濕利水、止汗、安胎等功效。用於脾虛食少、腹脹泄瀉、痰飲眩悸、水腫、自汗等症。

　　黃芪大補脾肺之氣，健脾利水，主肌表之水濕，主在里之水氣，藥理研究證明黃芪有保護肝腎功能、促進代謝等作用。白朮健脾運濕，補脾益氣，藥理研究證明白朮有明顯而持久的利尿作用，能促進肌力增強，防止肝醣原減少。兩藥合用，鼓舞脾胃氣化，振奮生機，補脾氣以化水，運脾氣以行水，升脾氣以降水，表里水濕均主。

對症調養方

黃芪粥

食材　黃芪、白朮各 10 克，粳米 40 克。

做法　將黃芪、白朮磨成粉備用，再將粳米熬煮成粥，加入藥粉，小火煮沸，關火悶 5 分鐘即可。

用法　每日 1 次，可隨量而食。

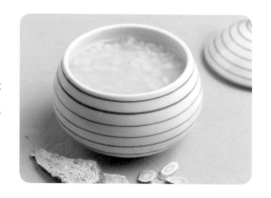

慢性腎炎

　　慢性腎炎是一種日常生活中很常見的疾病，很多患者都認為患上這種疾病後就治不好了，於是自暴自棄，其實這是錯誤的觀念。慢性腎炎要堅持治療，並在日常生活中注意護理，這樣才可以有效控制病情，延長壽命，中藥治療時需以燥濕養陰為主。

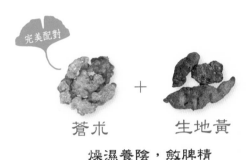

完美配對

蒼朮 ＋ 生地黃

燥濕養陰，斂脾精

蒼朮味辛、苦，性溫，歸脾、胃、肝經。具有燥濕健脾、祛風散寒、明目等功效。用於腎炎、水腫、脘腹脹滿、泄瀉、風濕痺痛、風寒感冒、夜盲等症。生地黃味甘、苦，性寒，歸心、肝、腎經。具有清熱涼血、養陰生津等功效。用於胃熱傷陰、陰虛內熱、骨蒸勞熱、內熱消渴、吐血等症。

蒼朮燥濕運脾助健運，斂脾精。生地黃清熱涼血，養陰生津。兩藥相伍，一燥一潤，一剛一柔，燥濕相合，剛柔相濟，一斂脾精，一養腎陰，脾腎兼顧，有燥濕養陰、斂脾精的功效。

對症調養方

生地蒼朮茶

食材 生地黃9克，蒼朮6克，茶葉3克。

做法 將生地黃和蒼朮加水煎煮後，去渣取汁，用來沖泡茶葉。

用法 代茶飲，不拘時，每日1劑。

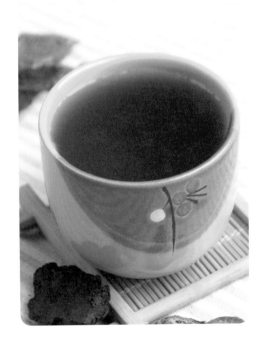

腎陽不足引起的小便不利

　　小便不利，是指排尿困難、尿量減少，甚則小便閉塞不通的症狀，多見於水腫、癃閉、淋濁等病。另外，外感熱病、熱盛傷津等均可導緻小便不利。除了飲食清淡、戒菸酒外，還需配合醫生的治療，可對症服用以下藥方，使疾病儘早痊癒。

完美配對

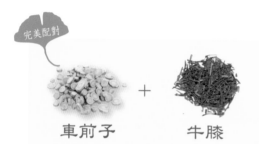

車前子　＋　牛膝

補腎利水，清熱利尿

車前子味甘，性微寒，歸肝、腎、肺、小腸經。具有清熱利尿、滲濕通淋、明目、祛痰等功效。用於小便不利、水腫脹滿、熱淋溺痛、暑濕泄瀉、目赤腫痛、痰熱咳嗽等症。

牛膝味苦、酸，性平，歸肝、腎經。具有補肝腎、強筋骨、逐瘀通經、引血下行等功效。用於小便不利、腰膝痠痛、筋骨無力、經閉癥瘕、眩暈等症。

車前子甘寒滑利，性專降洩，有通利小便、滲濕泄熱之功效。牛膝補肝腎，活血祛瘀，利尿通淋。兩藥配伍，補腎利水，對治療小便不利有奇效。

對症調養方

車前牛膝飲

食材　車前子 3 克，牛膝 5 克。

做法　將以上兩味藥材加水煎煮，取濃汁服用。

用法　每日 1 劑，代茶飲。

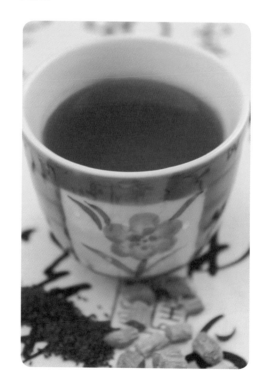

第 9 章

四肢關節疾病中藥配伍

——四肢爽快，精神百倍

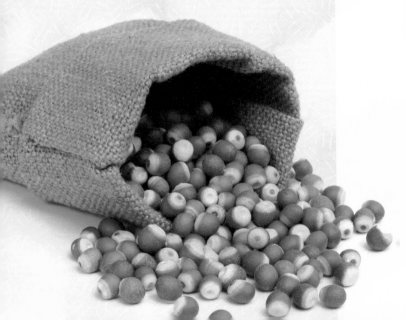

風濕性關節炎

　　風濕性關節炎屬變態反應性疾病，是風濕熱的主要症狀之一。多以急性發熱及關節疼痛發病，典型症狀是輕度或中度發熱、遊走性多關節炎，受累關節多為膝關節、踝關節、肩關節、肘關節、腕關節等大關節，常由一個關節轉移至另一個關節，病變局部呈現紅、腫、灼熱、劇痛。

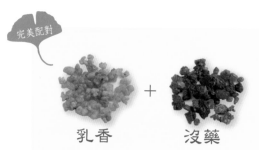

完美配對

乳香　＋　沒藥

活血化瘀
伸筋定痛，消腫生肌

　　乳香味辛、苦，性溫，歸心、肝、脾經。具有調氣活血、定痛、祛毒、散瘀等功效。用於氣血凝滯、關節疼痛、心腹疼痛、癰瘡腫毒、跌打損傷、經痛、產後瘀血刺痛等症。沒藥味苦，性平，歸心、肝經。具有散血祛瘀、消腫定痛等功效。用於筋骨疼痛、跌打損傷、心腹諸痛、痕、經閉、癰疽腫痛、痔漏、目障等症。

　　乳香活血化瘀，伸筋定痛，消腫生肌，偏於調氣。沒藥行瘀散血，定痛生肌，偏於調血。兩藥每相兼而用，相輔相成，增強療效，有活血化瘀、宣通臟腑、流動經絡的功效。

對症調養方

乳香沒藥酒

食材　乳香、沒藥、血竭、自然銅、土鱉蟲各 100 克，防風、梔子各 100 克，川椒 50 克，細辛 30 克，紅花 100 克，冰片 30 克，透骨草 100 克。

做法　先將乳香、沒藥、血竭碎為小塊，再將梔子搗碎，然後混合其他藥材一起放入盛酒 2500 毫升的瓶罐中封口，1 週後可用。

用法　外塗患處。

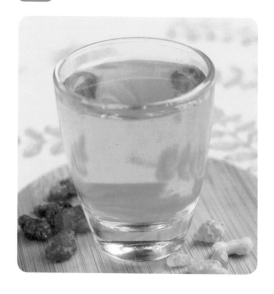

完美配對

製附子
＋

知母

溫陽養陰，化氣生津

製附子味辛、甘，性大熱，歸心、腎、脾經。具有回陽救逆、補火助陽、逐風寒濕邪等功效。用於關節疼痛、亡陽虛脫、肢冷脈微、陽痿、宮冷、心腹冷痛、虛寒吐瀉、陰寒水腫、陽虛外感、寒濕痹痛等症。

知母味苦、甘，性寒，歸肺、胃、腎經。具有清熱瀉火、生津潤燥、止咳化痰等功效。用於肺熱燥咳、外感熱病、高熱煩渴、骨蒸潮熱、內熱消渴、腸燥便祕等症。

製附子溫心腎陽氣，溫經止痛。知母清熱瀉火，滋陰潤燥。兩藥溫陽寒潤並用，相輔相成，氣怯而津液不足者，可在桂、附等溫燥劑中重用知母，使其無溫燥之弊，而大有生津之功。

對症調養方

附子知母

食材 芍藥 15 克，甘草、麻黃、生薑、製附子各 3 克，白朮 20 克，知母、桂枝、防風各 15 克。

做法 將以上藥材加水 700 毫升煎煮取 210 毫升，去渣留汁即可。

用法 日煎 1 劑，分 3 次溫服。

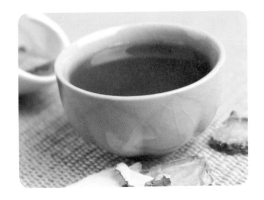

熱邪引起的 關節腫痛

　　關節腫痛是因體表或經絡感受到風、寒、濕、熱等外邪，而引起的一種以肢體關節及肌肉痠痛、麻木、重著、屈伸不利的病症，嚴重者甚至會關節腫大感到灼熱。其中以熱邪引起的關節腫痛最為突出，臨床上有漸進性或反復發作的特點，建議用清熱涼血、通絡止痛的藥方來進行治療。

完美配對

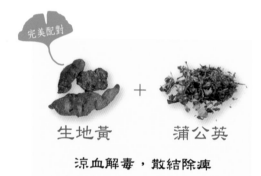

生地黃 ＋ 蒲公英

涼血解毒，散結除痺

生地黃味甘，性寒，歸心、肝、腎經。具有清熱涼血、散瘀消腫、安胎等功效。用於關節腫痛、口乾神昏、血熱毒盛、吐血衄血、內熱消渴、腸燥便祕等症。蒲公英味苦、甘，性寒，歸肝、胃經。具有清熱解毒、消腫散結、利尿通淋等功效。用於疔瘡腫毒、乳癰、瘰癧、目赤、咽痛、肺癰、腸癰、濕熱黃疸、熱淋澀痛等症。

生地黃滋陰清熱，涼血解毒，逐血痺，除痺痛。蒲公英清熱解毒，消腫散結，疏肝化滯。兩藥合用，相得益彰，增涼血解毒、散熱除痺的功效。

對症調養方

蒲公英生地粥

食材 蒲公英 30 克，生地黃 10 克，粳米 50 克，冰糖適量。

做法 將前兩味藥材洗淨，加水煎煮後去渣留汁，加入粳米熬煮成粥，最後放適量冰糖調味即可。

用法 隨餐隨量而食。

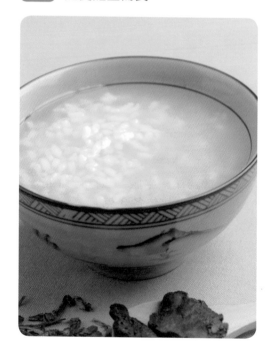

血瘀引起的腰膝痠痛

　　腰痛是現代人的常見病，尤其常發生在女性身上，原因往往是各式各樣，而不同的疼痛感代表著不同的病理。腰肌勞損或扭傷引起的局部瘀血，以及氣血運行不暢而導致血瘀性的腰膝痠痛，症狀為局部刺痛，中醫治療宜以化瘀通痹為主。

完美配對

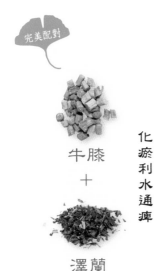

牛膝
＋
澤蘭

化瘀利水通痹

　　牛膝味苦、酸，性平，歸肝、腎經。具有補肝腎、強筋骨、逐瘀通經、引血下行等功效。用於腰膝痠痛、筋骨無力、經閉癥瘕、肝陽眩暈等症。

　　澤蘭味苦、辛，性微溫，歸肝、脾經。具有活血化瘀、行水消腫等功效。用於腰膝痠痛、月經失調、經閉、經痛、產後瘀血腹痛、水腫等症。

　　牛膝入肝腎補腎活血，疏通利痹。澤蘭入肝活血祛瘀，行水消腫。兩藥合用水濕瘀血通利，痹阻可通。

對症調養方

牛膝澤蘭湯

食材　當歸尾、牛膝、澤蘭、紅花、延胡索、桃仁各 3 克。

做法　將以上藥材洗淨，加水煎煮後，去渣留汁即可。

用法　日煎 1 劑，早、晚溫服。

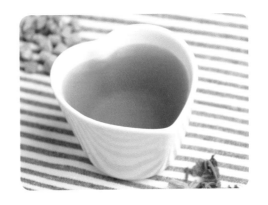

腎虛內寒引起的類風濕關節炎

　　類風濕關節炎是一種自身免疫性疾病，最初的症狀表現就是手指關節疼痛，或伴有紅腫發熱的症狀，還會伴有晨僵現象。晨僵是其第一個症狀，常在關節疼痛前出現，通常關節晨僵在早晨明顯，午後減輕，治療時宜以宣通經絡為主。

完美配對

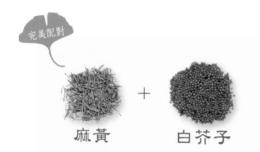

麻黃　＋　白芥子

宣通經絡，消腫止痛

　　麻黃味辛、微苦，性溫，歸肺、膀胱經。具有發汗散寒、宣肺平喘、利水消腫等功效。用於關節腫痛、支氣管哮喘、風寒感冒、胸悶喘咳、風水浮腫等症狀。

　　白芥子味辛，性溫，歸肺、胃經。具有溫中散寒、通絡止痛、利氣豁痰等功效。用於關節腫痛、肢體痺痛麻木、痰飲咳喘、胸脅脹滿疼痛、反胃嘔吐、中風不語、腳氣、陰疽、腫毒、跌打腫痛等症狀。

　　麻黃宣通腠理，通九竅，調血脈。白芥子走竄利氣，通經絡散寒滯，滌痰結。兩藥宣通利氣，散消結痰，合用相得益彰，有宣通經絡的功效。

對症調養方

麻黃白芥燉羊肺

食材 麻黃、白芥子各 6 克，羊肺 1 具，料理米酒、蔥段、薑片、鹽各適量。

做法 將麻黃洗淨，白芥子研末待用，再將羊肺反復清洗，焯水，洗淨，切塊。除鹽外所有材料一起下鍋，大火煮沸後轉小火慢燉 1 小時，最後放鹽調味即可。

用法 佐餐隨量而食。

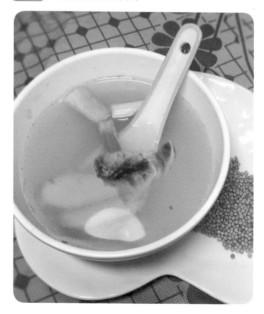

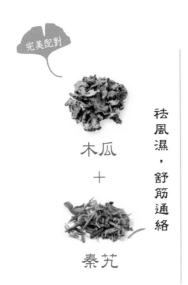

完美配對

木瓜

＋

秦艽

祛風濕，舒筋通絡

木瓜味酸，性溫，歸肝、脾經。具有平肝舒筋、和胃化濕等功效。用於濕痺拘攣、腰膝關節酸重疼痛、吐瀉轉筋、腳氣水腫等症。

秦艽味辛、苦，性平，歸胃、肝、膽經。具有祛風濕、清濕熱、止痺痛等功效。用於風濕痺痛、筋脈拘攣、骨節疼痛、日晡潮熱、小兒疳積發熱等症。

木瓜柔肝舒筋，化肌膚濕滯。秦艽散風除濕，通絡舒筋。兩藥祛風濕而不燥，通絡舒筋而不竄，為風藥之潤劑。

對症調養方

秦艽木瓜酒

食材 秦艽、川芎、製川烏、鬱金、羌活、制草烏各 10 克，木瓜 20 克，全蠍 2 克，雞血藤、透骨草各 30 克。

做法 將以上藥材均洗淨晾乾，浸入 1000 毫升 60 度的白酒中，密封 15 日即可。

用法 少量口服。

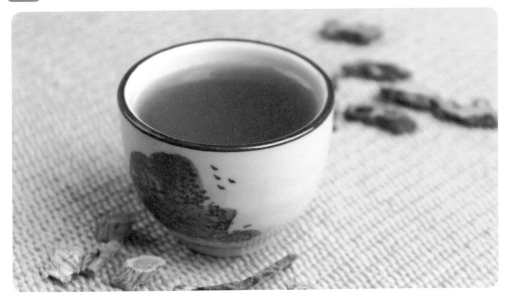

風寒濕痺引起的關節痛

　　風寒濕痺主要是外邪侵襲經絡，氣血閉阻不暢，引起關節、肢體等處出現酸、痛、麻、重及屈伸不利等症狀，可包括風濕熱、風濕性關節炎、類風濕關節炎、纖維組織炎及神經痛等，會給人帶來極大的痛苦，治療宜以疏陰破寒為主。

完美配對

製川烏
＋

麻黃

疏陰破寒，開通痺阻

製川烏味辛、苦，性熱，歸心、肝、腎、脾經。具有祛風除濕、溫經止痛等功效。用於風寒濕痺、關節疼痛、心腹冷痛、寒疝作痛、麻醉止痛等症。

麻黃味辛、微苦，性溫，歸肺、膀胱經。具有發汗散寒、宣肺平喘、利水消腫等功效。用於關節腫痛、支氣管哮喘、風寒感冒、胸悶喘咳、風水浮腫等症。

製川烏疏通痼陰沍寒，祛風寒濕痺痛。麻黃發散風寒，調血脈。兩藥辛溫宣通，徹裡徹外，徹外為主，合用相得益彰，有搜剔疏通痼陰沍冷、開通痺阻的功效。

對症調養方

川烏麻黃飲

食材　製川烏3克，麻黃6克。

做法　將以上兩味藥材加水煎煮，取汁服用。

用法　日煎1劑，早、晚分服。

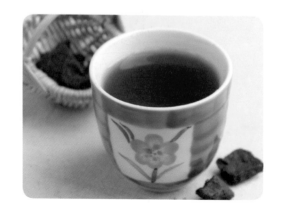

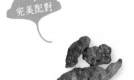

生地黃

＋

石斛

＋

北沙參

滋養陰液，治關節腫痛

生地黃味甘，性寒，歸心、肝、腎經。具有清熱涼血功效，用於關節腫痛、吐血、衄血、津傷口渴、腸燥便祕等症。

石斛味甘，性微寒，歸胃、腎經。具有益胃生津、滋陰清熱等功效。用於陰傷津虧、口乾煩渴、食少干嘔、病後虛熱、目暗不明等症。

北沙參味甘、微苦，性微寒，歸肺、胃經。具有養陰清肺、益胃生津等功效。用於關節痛、肺熱燥咳、勞嗽痰血、熱病津傷、口渴等症。

生地黃滋腎陰。石斛養胃陰。北沙參潤肺陰。三藥先後天並養，金水相生，合用相得益彰，有增滋陰液、止痛的功效。

對症調養方

生地石斛沙參瘦肉湯

食材　生地黃 8 克，石斛 10 克，北沙參 12 克，紅棗 3 枚，豬瘦肉 300 克，鹽適量。

做法　將前三味藥材洗淨、切片，紅棗洗淨、去核，豬瘦肉焯水、洗淨、切塊。除鹽外所有材料一起放入鍋中，大火煮沸後轉小火慢燉 50 分鐘，最後放鹽調味即可。

用法　佐餐隨量而食。

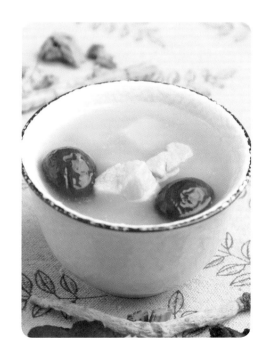

關節腔積水引起的 關節腫痛

引起關節腔積水的原因有很多,常見的為急性關節炎、化膿性關節炎、慢性滑囊炎、髕上滑囊炎、外傷性滑囊炎、增生性關節炎等。治療時需清除積水,如此可以減少炎症對關節的刺激,如果存在關節腫脹、疼痛,可以考慮用活血化瘀的藥方進行治療。

完美配對

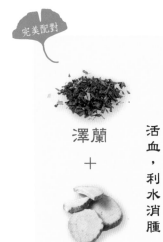

澤蘭
＋
澤瀉

活血,利水消腫

澤蘭味苦、辛,性微溫,歸肝、脾經。具有活血化瘀、行水消腫等功效。用於關節腫痛、月經失調、經閉、經痛、產後瘀血腹痛、水腫等症。

澤瀉味甘,性寒,歸腎、膀胱經。具有利小便、清濕熱等功效。用於關節積液、小便不利、水腫脹滿、泄瀉尿少、痰飲眩暈、熱淋澀痛、高血脂等。

澤蘭疏肝祛瘀散結,利水消腫。澤瀉滲利水濕。「血不利則為水」,兩藥合用,活血助利水之功,水津通利助血行,水血並治,有活血、利水消腫的功效。

對症調養方

澤蘭澤瀉茶

食材 澤蘭、澤瀉各 12 克,綠茶 3 克。

做法 將澤蘭和澤瀉洗淨,加水煎煮後去渣,取汁煮沸沖泡綠茶即可。

用法 代茶飲。

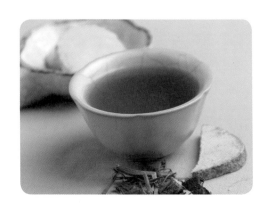

第 10 章

慢性病中藥配伍

——慢性病就得三分治七分養

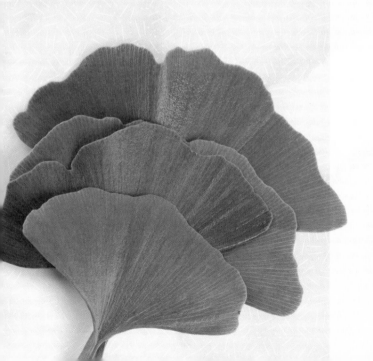

糖尿病

　　隨著人們生活方式和飲食結構的改變，糖尿病發病率不斷上升，已成為中老年人的常見病和多發病。因為是終身代謝性疾病，又常併發多種症狀，給患者的身體健康和生活品質帶來了極大影響，治療時宜以益脾養陰為主。

完美配對

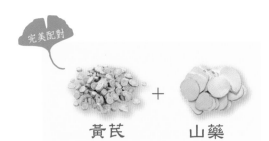

黃芪　　　　　山藥

益脾氣，養脾陰，輔助降糖

黃芪味甘，性溫，歸肺、脾經。具有補氣固表、利尿托毒、排膿、斂瘡生肌等功效。用於內熱消渴、氣虛乏力、食少便溏、中氣下陷、久瀉脫肛、血虛萎黃等症。

山藥味甘，性平，歸脾、肺、腎經。具有補脾養胃、生津益肺、補腎澀精等功效。用於糖尿病、脾虛食少、久瀉不止、肺虛喘咳、腎虛遺精、泄瀉便溏、白帶過多等症。

黃芪補益脾氣。山藥益脾氣，養脾陰，固精。兩藥合用，補不滯氣，養不膩滯，有益脾氣、養脾陰的功效。

對症調養方

黃芪山藥粥

食材　黃芪 30 克，山藥 60 克，粳米 50 克。

做法　將山藥研粉備用，再將黃芪洗淨，加水煎煮後去渣取汁，最後加入山藥粉、粳米熬煮成粥即可。

用法　日煎 1 劑，早、晚溫服。

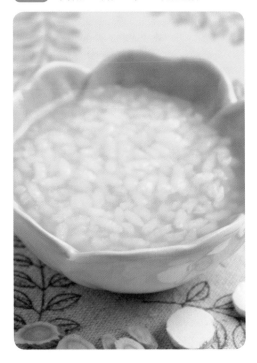

糖尿病兼肥胖症

　　醫學研究表明 70% ～ 80% 的非胰島素依賴型糖尿病患者（2 型糖尿病）有肥胖病史。這些人往往生活較富裕，飲食增多，體力活動減少，身體肥胖，糖尿病也就隨之而來。因此，糖尿病兼肥胖症患者在日常飲食中要多加注意，盡量少食油膩、高熱量的食物，同時前往正軌醫院進行治療，對症服用以下藥方。

完美配對

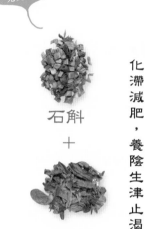

石斛
＋
葫蘆茶

化滯減肥，養陰生津止渴

石斛味甘，性微寒，歸胃、肺、腎經。具有生津益胃、滋陰清熱、潤肺益腎等功效。用於糖尿病、熱病傷津、口乾煩渴、胃陰不足、胃痛乾嘔等症。

葫蘆茶味苦、澀，性涼，歸肺、肝、膀胱經。具有清熱燥濕、解毒、消積利濕、殺蟲防腐等功效。用於肥胖症、糖尿病、高血脂、感冒發熱、咽喉腫痛、腎炎、黃疸型肝炎、腸炎、細菌性痢疾、小兒疳積、妊娠嘔吐、菠蘿中毒、小兒硬皮病等症。

石斛養胃陰，開胃健脾。葫蘆茶清濕熱，消滯積祛肥。兩相配伍，養不礙滯，化不傷正，相輔相成，共收養胃陰、化積滯的功效。

對症調養方

石斛葫蘆瘦肉湯

食材 石斛 10 克，葫蘆茶 10 克，紅棗 4 枚，豬瘦肉 100 克，鹽適量。

做法 將藥材洗淨，紅棗去核，豬瘦肉洗淨、焯水、切塊。除鹽外所有材料一起下鍋，大火煮沸後轉小火慢燉 2 小時，最後放鹽調味即可。

用法 佐餐食用。

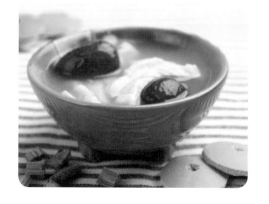

糖尿病併發足病

糖尿病最大的危害，是在不知不覺中，使全身血管發生病變，逐漸硬化、狹窄甚至堵塞，從而引起心、腦血管疾病以及全身各系統的嚴重併發症，如糖尿病足病、糖尿病腎病、糖尿病性視網膜病變、糖尿病周圍神經病變、糖尿病酮症酸中毒等。一旦患上足病，除了立即前往醫院治療外，還可服用以下藥方幫助緩解症狀。

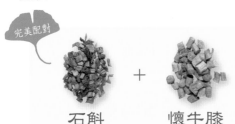

完美配對

石斛 ＋ 懷牛膝

養胃，補肝腎，健足

石斛味甘，性微寒，歸胃、肺、腎經。具有生津益胃、滋陰清熱、潤肺益腎等功效。用於糖尿病、熱病傷津、口乾煩渴、胃陰不足、胃痛乾嘔等症。

懷牛膝味苦、酸，性平，歸肝、腎經。具有補肝腎、強筋骨、逐瘀通經、引血下行等功效。用於足病、腰膝痠痛、筋骨無力、經閉痕、肝陽眩暈等症。

石斛養胃陰，柔筋脈，補五臟強陰。懷牛膝補肝腎，活血，強筋骨。「治痿獨取陽明」，兩藥配伍，補肝腎治痿弱，養胃陰強五臟治痿軟，肝、腎、胃同治，相輔相成，有養胃、補肝腎、健足的功效。

對症調養方

石斛牛膝燉豬蹄

食材 石斛、懷牛膝各 15 克，豬蹄 2 隻，料理米酒、鹽各適量。

做法 將豬蹄去毛，剖開兩邊後切塊；石斛、懷牛膝洗淨。除鹽外所有材料一起放入鍋中，加適量水，大火煮沸後轉小火慢燉至豬蹄熟爛，最後放鹽調味即可。

用法 佐餐而食。

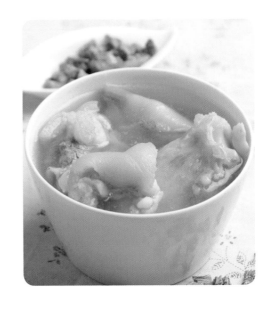

高血壓

　　高血壓不僅是最常見的心血管疾病，又是心腦血管疾病和心腎功能衰竭等病變的主要因素。如果患者採取均衡飲食、正確用藥、適量運動等措施，就能有效控制血壓，降低併發症的發生率，提高患者的治療效果和生活品質，中醫治療可以根據病情選擇服用以下藥方，使血壓下降。

完美配對

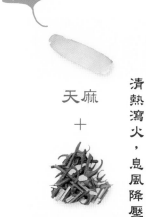

天麻
＋
鉤藤

清熱瀉火，息風降壓

天麻味甘，性平，歸肝經。具有平肝、息風、止痙等功效。用於高血壓、頭痛眩暈、肢體麻木、小兒驚風、癲癇抽搐、破傷風等症。

鉤藤味甘，性涼，歸肝、心經。具有清熱平肝、息風定驚等功效。用於大人高血壓、小兒驚癇瘈瘲、頭暈、目眩、婦人子癇等症。

天麻清肺熱，洩上焦實熱。鉤藤洩肝經風熱而平肝息風定痙。兩藥合用，清肺熱助涼肝息風，相得益彰，增清熱、降血壓、平肝息風、定痙的功效。

對症調養方

鉤藤飲子

食材　鉤藤、防風、獨活、天麻、天竺黃、羌活、川芎各 5 克，升麻、甘草、龍膽、麻黃、蟬蛻各 3 克。

做法　將上述藥材研為粗末，加水 300 毫升，煎煮取 100 毫升，最後濾渣取汁。

用法　每日 2 次，每次溫服 50 毫升。

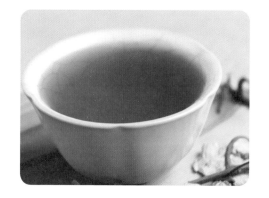

高血壓引起的頭暈目眩

　　頭暈目眩是高血壓最常見的腦部症狀，大部分患者表現為持續性沉悶不適感，經常頭暈，妨礙思考，降低工作效率，注意力不集中，記憶力下降，尤以近期記憶力減退為甚。長期的高血壓導致腦供血不足，這也是引起頭暈目眩的原因之一，治療宜以降壓平肝為主。

完美配對

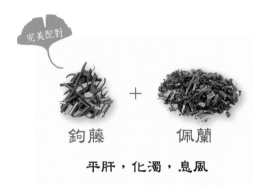

鉤藤　　＋　　佩蘭

平肝，化濁，息風

鉤藤味甘，性涼，歸肝、心經。具有清熱平肝、息風定驚等功效。用於高血壓、頭暈、目眩、小兒驚癇瘈瘲、婦人子癇等症。佩蘭味辛，性平，歸脾、胃、肺經。具有宣濕化濁、醒脾開胃、發表解暑等功效。用於頭暈、食慾不振、濕濁中阻、脘痞嘔惡、口中甜膩、口臭、多涎、暑濕表證、頭脹胸悶等症。

鉤藤清肝平肝息風。佩蘭芳香化穢濁，除陳腐，和中醒脾。兩藥合用，平肝不戀穢濁，相輔相成，有平肝、化濁、息風的功效。

對症調養方

鉤藤佩蘭飲

食材　鉤藤 10 克，黃連、甘草各 6 克，佩蘭、薄荷各 10 克，冰糖適量。

做法　先將藥材洗淨，前三味藥材先下鍋煮沸，再加入佩蘭、薄荷、冰糖煮 5 分鐘即可。

用法　代茶飲。

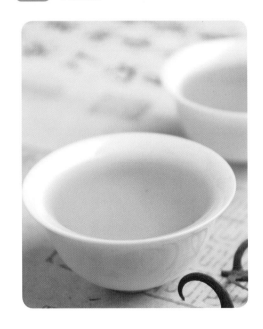

完美配對

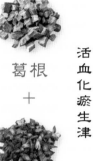

葛根
＋
丹參

活血化瘀生津

葛根味甘、辛，性涼，歸脾、胃經。具有解毒退熱、生津、透疹、昇陽止瀉等功效。用於高血壓之頸項強痛、熱痢、泄瀉、項背強痛、口渴、麻疹不透等症。丹參味苦，性微寒，歸心、肝經。具有清心除煩、活血通經、祛瘀止痛等功效。用於頭暈頭痛、心煩不眠、心絞痛、月經失調、經閉經痛、癥積聚、胸腹刺痛、熱痺疼痛、瘡瘍腫痛、肝脾腫大等症。

葛根升胃氣生津，擴張血管，改善血行。丹參活血化瘀，通行血脈。兩藥合用，化瘀生新助胃津之化生，升胃氣助瘀血之行化，相輔相成，有活血化瘀生津的功效。

對症調養方

葛根丹參煲魚頭

食材 川芎6克，丹參10克，當歸8克，葛根12克，鱅魚頭1個，植物油、薑片、鹽適量。

做法 將所有材料洗淨，鱅魚頭去鰓洗淨，下油鍋略煎至兩面微黃。再將鹽以外的材料一起放入鍋，大火煮沸後轉小火煲1.5小時，最後放鹽調味即可。

用法 隨餐隨量而食。

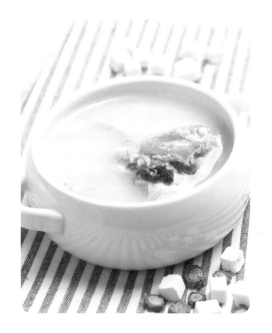

高血壓引起的頭痛

對於高血壓患者來說要多休息，尤其是老年人，五臟六腑都處於不同程度的衰老狀態，更應注意，要盡量午休，晚上早點睡覺，同時還要避免工作過度緊張，因為這樣很容易引起頭痛。病患一旦發生頭痛，可用以下藥方來治療。

完美配對

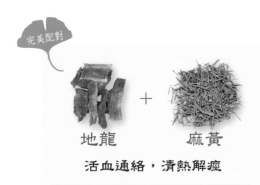

地龍　＋　麻黃

活血通絡，清熱解痙

地龍味鹹，性寒，歸肝、脾、膀胱經。具有安神、定驚、清熱、通絡、平喘、利尿等功效。用於高血壓、驚癇抽搐、煩躁、高熱神昏、關節痹痛、肢體麻木、半身不遂、肺熱喘咳、尿少水腫等症。

麻黃味辛、微苦，性溫，歸肺、膀胱經。具有發汗散寒、宣肺平喘、利水消腫、止痛安神等功效。用於高血壓、頭痛、風寒感冒、胸悶喘咳、風水浮腫、支氣管哮喘等症。

地龍清熱利尿，通絡解痙。麻黃止痛安神。兩者合用相得益彰，活血通絡、清熱、止痛、解痙功效益增。

對症調養方

地龍飲

食材 地龍 15 克，麻黃、白前各 6 克，北杏仁、紫菀、款冬花、前胡各 12 克，射干 10 克，甘草 5 克。

做法 將以上藥材銼成碎塊，加水 500 毫升，煮取 300 毫升，最後濾渣取汁。

用法 每日 2 次，每次溫服 100 毫升，不拘時。

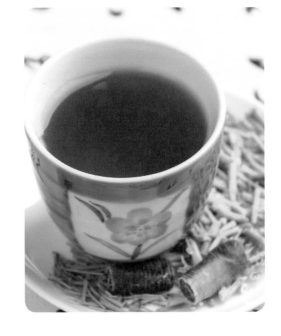

高血壓引起的各種水腫

常常有不少高血壓患者，不按時治療，想起來就服一粒降壓藥，想不起來就乾脆不吃了，或者是有症狀時就服藥，一旦頭痛、頭暈症狀減輕或消失，就立即停藥，這種不按時的治療方法，最易導致血壓出現升高－降低－升高，還易引起各種水腫，這樣不僅達不到治療效果，而且血壓會大幅度波動。所以，高血壓患者除了必須按醫生囑咐服藥治療外，還可服用以下藥方幫助身體消腫。

完美配對

菊花

＋

玉米鬚

平肝息風，降壓利水

菊花味甘、苦，性微寒，歸肺、肝經。具有散風清熱、平肝明目等功效。用於水腫、風熱感冒、頭痛眩暈、目赤腫痛、眼目昏花等症。

玉米鬚味甘、淡，性平，歸膀胱、肝、膽經。具有利尿消腫、平肝利膽的功效。用於高血壓、水腫、急慢性腎炎、糖尿病、尿道結石、膽道結石、小便不利、濕熱黃疸等症。

菊花平肝息風，清火明目。玉米鬚滲利濕熱消腫。兩藥有平肝息風、降壓利水的功效。

對症調養方

玉米鬚菊花粥

食材 菊花 10 克，粳米 30 克，玉米鬚（新鮮的）10 克。

做法 將菊花、玉米鬚、粳米分別洗淨，放入鍋後加水熬煮成粥。

用法 每日代早餐服用。5 天為 1 個療程。

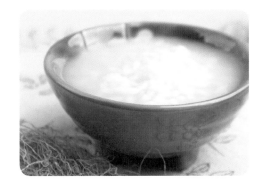

高血壓、動脈硬化引起的頭痛

　　頭痛是人們常見的疾病，有時候，因工作、家庭等問題，常常處在緊張不安的狀態之中，致使身心憔悴，體力下降，頭痛有時也一併發生。這種症狀在高血壓、動脈硬化患者身上更容易出現，頭腦不清、腦部隱痛，甚至有時昏厥或出現指尖乏力、麻木等，中醫治療宜以養血補肝、息風清火為主。

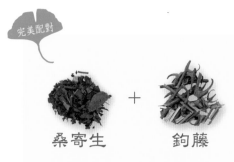

完美配對

桑寄生　＋　鈎藤

益肝腎養血，平肝疏風活絡

桑寄生味苦、甘，性平，歸肝、腎經。具有補肝腎、強筋骨、祛風濕等功效。用於治療頭痛、風濕痺痛、腰膝酸軟、筋骨無力、崩漏經多、妊娠漏血、胎動不安、高血壓等。

鈎藤味甘，性涼，歸肝、心經。具有清熱平肝、息風定驚等功效。用於大人高血壓、小兒驚癇瘛瘲、頭暈、目眩、婦人子癇等症。

兩藥合用，桑寄生養肝腎、舒筋和血脈治其本，鈎藤平肝息風治其標。治本兼疏利，治標不鎮遏。

對症調養方

天麻鈎藤飲

食材 生石決明、茯神、龍骨各 30 克，鈎藤、夜交藤各 20 克，天麻、夏枯草各 15 克，川牛膝、桑寄生、杜仲各 12 克，梔子、黃芩各 10 克。

做法 將上述藥材研為粗末，加清水 800 毫升，煮取 500 毫升，濾渣備用。

用法 每日 2 次，每次 50 ～ 80 毫升，飯前空腹溫服。

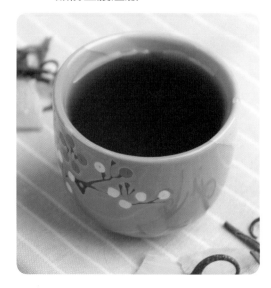

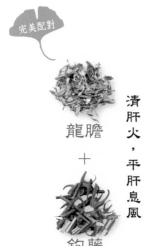

完美配對

龍膽
+
鉤藤

清肝火，平肝息風

鉤藤味甘，性涼，歸肝、心經。具有清熱平肝、息風定驚等功效。用於大人高血壓、小兒驚癇瘈瘲、頭暈、目眩，婦人子癇等症。

龍膽味苦，性寒，歸肝、膽經。具有瀉肝膽實火，除下焦濕熱的功效。用於頭痛、肝經熱盛、驚癇狂躁、目赤、咽痛、黃疸、熱痢、癰腫瘡瘍等症。

龍膽性味苦寒沉降，主瀉肝膽實火，清肝膽實熱，利水清腫。鉤藤清熱平肝，息風解痙，輕清透熱。兩藥合用，一清泄而沉降，一平息而輕透，相輔相成，有清肝膽實火、平肝息風的功效。

對症調養方

龍膽鉤藤茶

食材 龍膽 10 克，鉤藤 15 克，紅棗 4 枚。

做法 將藥材洗淨，加水煎煮後，去渣取汁。

用法 代茶頻飲。

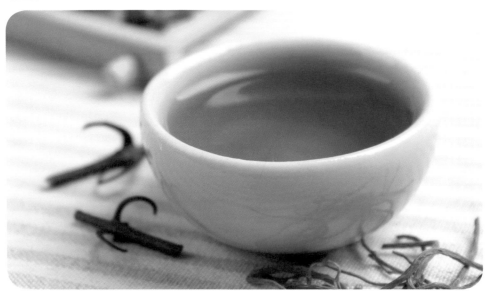

高血脂

　　一般高血脂患者的常見症狀為頭暈、疲勞乏力、失眠健忘、肢體麻木、胸悶、心悸等，還會與其他疾病的臨床症狀相混淆，有的患者血脂高但無症狀，常常是在體檢化驗血液時發現高血脂。另外，高血脂常常伴隨著體重超重與肥胖，治療宜以降脂化瘀為主。

完美配對

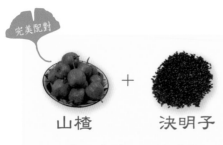

山楂　＋　決明子

清肝消積，化瘀消脂

山楂味酸、甘，性微溫，歸脾、胃、肝經。具有消食健胃、行氣散瘀等功效。用於高血脂、肉食積滯、胃脘脹滿、瀉痢腹痛、瘀血經閉、產後瘀阻、心腹刺痛、疝氣疼痛等症。

決明子味甘、苦、鹹，性微寒，歸肝、大腸經。具有清熱明目、潤腸通便等功效。用於高血脂、目赤澀痛、羞明多淚、頭痛眩暈、目暗不明、大便祕結等症。

山楂消食化積，散瘀行滯，尤善消油膩肉積。決明子疏散風熱，清肝明目，兼益肝腎，潤腸通便。兩藥滑潤導滯並用，滋養化瘀並施，清肝和胃並行。

對症調養方

山楂決明瘦肉湯

食材 山楂 30 克，決明子 30 克，鮮荷葉 1 張，紅棗 10 枚，豬瘦肉 250 克，鹽適量。

做法 將藥材洗淨，鮮荷葉切片，紅棗去核。再將豬瘦肉洗淨、焯水、切塊，把鹽以外的所有材料一起下鍋，用大火煮沸後轉小火慢燉 2 小時，最後放鹽調味即可。

用法 隨餐隨量而食。

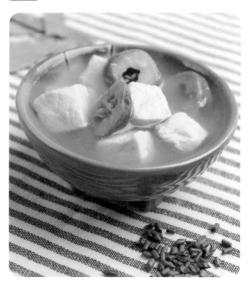

第 11 章

男女疾病中藥配伍

——輕鬆解決你的各種難言之隱

腎虛不固引起的 月經失調

　　月經失調又稱月經不調，是婦科常見病，症狀為月經週期或出血量的異常，可伴月經前期、經期腹痛及全身症狀。病因可能是器質性病變或是功能失調。臨床上月經失調主要包括月經提前、月經遲來、月經不定期以及月經過多或過少等，治療時宜以補腎調經為主

完美配對

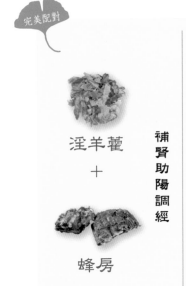

淫羊藿
＋
蜂房

補腎助陽調經

　　淫羊藿味辛、甘，性溫，歸肝、腎經。具有補腎陽、強筋骨、祛風濕等功效。用於月經失調、陽痿遺精、筋骨痿軟、風濕痺痛、麻木拘攣、更年期高血壓等。

　　蜂房味甘，性平，歸胃經。具有祛風、攻毒、殺蟲、止痛等功效。用於月經不通、齲齒牙痛、瘡瘍腫毒、乳癰、瘰癧、皮膚頑癬、鵝掌風等症。

　　淫羊藿補腎助陽，祛風除痺痛。藥理研究認為淫羊藿可調節機體內分泌功能，促進精液分泌，調整免疫功能。蜂房祛風攻毒，散腫止痛，益腎助陽。兩藥合用，相得益彰，助陽調經，溫陽治痺功效益增。

對症調養方

調經散

食材　枳實 20 克，蛇床子、鎖陽、五味子、覆盆子、女貞子、菟絲子、黑芝麻、當歸、黃精各 30 克，蜂房 15 克，蛤蚧 1 對，淫羊藿 50 克。

做法　將以上藥共磨為藥粉。

用法　每次 12 克，每日 2 次，溫水調服。

完美配對

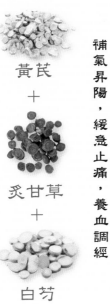

黃芪

＋

炙甘草

＋

白芍

補氣昇陽，緩急止痛，養血調經

黃芪味甘，性溫，歸肺、脾經。具有補氣固表、利尿托毒、排膿、斂瘡生肌等功效。用於便血崩漏、月經失調、氣虛乏力、食少便溏、中氣下陷、久瀉脫肛、表虛自汗、氣虛水腫、癰疽難潰、久潰不斂、血虛萎黃、內熱消渴、慢性腎炎蛋白尿、糖尿病等症。炙甘草味甘，性平，歸心、肺、脾、胃經。具有補脾和胃、益氣復脈等功效。用於脾胃虛弱、倦怠乏力、心悸、脈結代等症。

白芍味苦、酸，性微寒，歸肝、脾經。具有平肝止痛、養血調經、斂陰止汗功效。用於月經失調、頭痛眩暈、脅痛、腹痛、四肢攣痛、血虛萎黃、自汗、盜汗等症。

黃芪固表止汗，補氣昇陽而調經。炙甘草補中益氣，緩解疼痛。白芍養血調經，斂陰收汗。三藥合用，清熱涼血，滋陰補氣。

對症調養方

滋陰調經湯

食材 黃芪、炙甘草、白芍各 5 克。

做法 將以上三味藥材加水煎煮後，取濃汁服用即可。

用法 每日 1 劑。

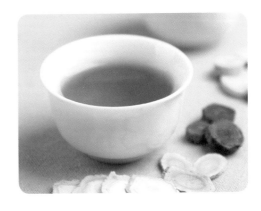

月經遲來、經量少

　　月經遲來、經量少是一種常見婦科疾病，若不即時前往醫院進行檢查，可能會使其病情越發嚴重。另外，在飲食中也需注意清淡營養，不要過度緊張，充足睡眠，同時可對症服用以下藥方，幫助緩解症狀。

完美配對

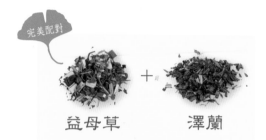

益母草 ＋ 澤蘭

活血利水調經

　　益母草味苦、辛，性微寒，歸肝、心包經。具有活血調經、利尿消腫等功效。用於月經失調、經痛、經閉、惡露不盡、水腫尿少、急性腎炎水腫等症。

　　澤蘭味苦、辛，性微溫，歸肝、脾經。具有活血化瘀、行水消腫等功效。用於月經失調、經閉、經痛、產後瘀血腹痛、水腫等症。

　　益母草活血祛瘀，行血利水而調經。澤蘭疏肝脾，祛瘀利水消腫。兩藥合用，水血並調，相得益彰，有活血利水調經的功效。活血不峻猛，消水不傷陰。

對症調養方

抑氣調經湯

食材 茯苓、製香附子、生地黃、當歸、澤蘭、益母草、炒菟絲子、白芍各9克，青皮、川芎、延胡索、炒川楝子各4.5克。

做法 將所有藥材加適量水煎汁服用。

用法 每日1劑，水煎2次，早晚分服。

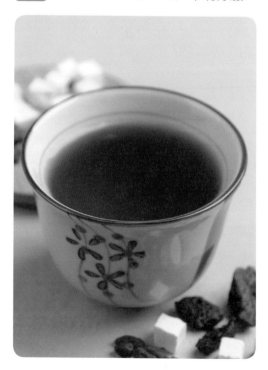

月經量偏少

　　月經量少是指月經週期基本正常，經量明顯減少，甚至點滴即淨；或經期縮短不足 2 天，經量亦少。月經過少常與月經遲來並見，常伴體重增加，該病發生於青春期和育齡期者可發展為閉經，發生於更年期者則往往進入停經。因而女性朋友不可大意，應即時前往醫院治療，病患可對症服用以下藥方。

完美配對

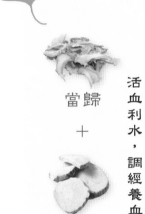

當歸

＋

茯苓

活血利水，調經養血

　　當歸味甘、辛，性溫，歸肝、心、脾經。具有調經止痛、潤腸通便等功效。用於月經失調、虛寒腹痛、腸燥便祕、血虛萎黃、眩暈心悸、跌撲損傷等症。

　　茯苓味甘、淡，性平，歸心、肺、脾、腎經。具有利水滲濕、健脾寧心等功效。用於月經量過少、便溏泄瀉、水腫尿少、痰飲眩悸、脾虛食少、心神不安、驚悸失眠等症。

　　當歸活血調經。茯苓藥性緩和，功能益心脾，利水濕，補而不峻，利而不猛，既能扶正，又可祛邪。兩藥配伍，活血助利水，水利血也行，水血並調，有活血利水、調經養血的功效。

對症調養方

當歸茯苓散

（食材）當歸、茯苓（去皮）、白朮各 100 克，川芎、澤瀉各 200 克，白芍 400 克。

（做法）將以上藥材研為末。

（用法）每日 1 次，每次 10 克，溫酒調下，餐前服。

血熱型月經過多

　　血熱型月經過多的症狀為經量甚多，經色鮮紅或深紅，質稠黏有光澤，小腹脹痛，血流出自覺有熱感，可見唇乾紅、口渴、心煩、小便短黃、大便燥結、舌紅苔黃、脈博有力等症。治療時宜以清熱涼血、止血固衝為主。

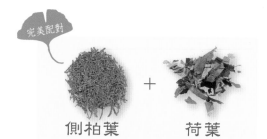

完美配對

側柏葉　＋　荷葉

斂陰清肝，化瘀止血

側柏葉味苦、澀，性寒，歸肺、肝、脾經。具有涼血止血、生髮烏髮等功效。用於月經失調、月經帶有血塊、崩漏下血、吐血衄血、咯血、便血、血熱脫髮、鬚髮早白等症。

荷葉味苦，性平，歸肝、脾、胃經。具有涼血止血、清熱解暑、升發清陽等功效。用於便血、月經過多、崩漏，暑熱煩渴、暑濕泄瀉、脾虛泄瀉、血熱吐衄等症。

側柏葉涼血止血，入血分既能涼血，又去血分之濕熱。荷葉涼血止血，兼能化瘀。兩藥合用，相輔相成，有涼血、化瘀止血的功效。

對症調養方

側柏葉荷葉粥

食材 荷葉（鮮）20克，側柏葉3克，粳米100克，冰糖適量。

做法 將荷葉洗淨，和側柏葉3克、適量水煎成湯，去其渣。接著倒入洗淨的粳米同煮成粥，最後加入冰糖調味即可。

用法 每日代早餐服用。

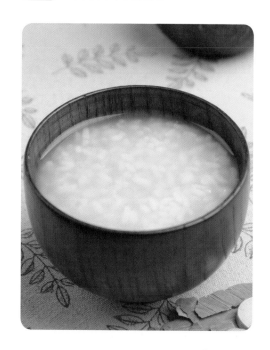

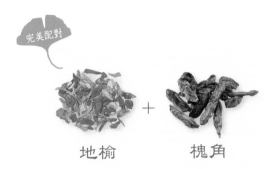

完美配對

地榆　＋　槐角

涼血止血調經

地榆味苦、酸、澀，性微寒，歸肝、大腸經。具有涼血止血、解毒斂瘡等功效。用於月經過多、血痢、崩漏、便血、痔血、水火燙傷、癰腫瘡毒等症。

槐角味苦，性寒，歸肝、大腸經。具有清熱瀉火、涼血止血等功效。用於月經過多、腸熱便血、痔腫出血、肝熱頭痛、眩暈目赤等症。

地榆入血分，涼血收斂，有止血之效。因地榆性收斂，既能清降，又能收澀，則清不慮其過洩，澀不慮其過滯。槐角涼血止血，善於止下部出血。兩藥配伍，涼血止血，相得益彰。治熱迫血行、月經過多、痔漏便血、崩漏等症有效。

對症調養方

地榆槐角蜜粥

食材　地榆 3 克，槐角 4 克，粳米 50 克，蜂蜜適量。

做法　將粳米洗淨，和地榆、槐角和適量清水一併倒入鍋中，熬煮至粥成，待粥放溫熱後，加蜂蜜調味即可。

用法　每日代早餐食用。

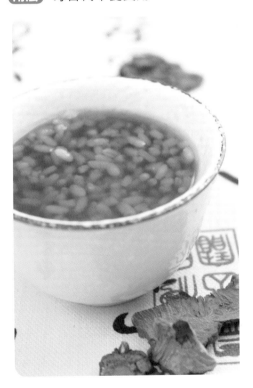

完美配對

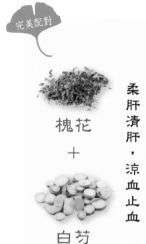

槐花
＋
白芍

柔肝清肝，涼血止血

槐花味苦，性微寒，歸肝、大腸經。具有涼血止血、清肝瀉火等功效。用於月經過多、便血、痔血、血痢、崩漏、吐血、衄血、肝熱目赤、頭痛眩暈等症。

白芍味苦、酸，性微寒，歸肝、脾經。具有平肝止痛、養血調經、斂陰止汗等功效。用於月經失調、月經過多、失眠心悸、頭痛眩暈、脅痛、腹痛、四肢攣痛、血虛萎黃、自汗、盜汗等症。

槐花涼血止血。白芍養血柔肝止血。兩藥養肝柔肝與涼血止血並用，相輔相成，有養肝清熱、涼血止血的功效。

對症調養方

槐花白芍清蒸魚

食材 槐花 15 克，白芍 12 克，鯉魚 500 克，蔥白、薑片、蒜片、料理米酒、鹽各適量。

做法 將鯉魚去鱗、腮、內臟後，洗淨切段，裝入盤中，加入其他材料及適量水，小火蒸 20 分鐘左右即可。

用法 隨餐而食。

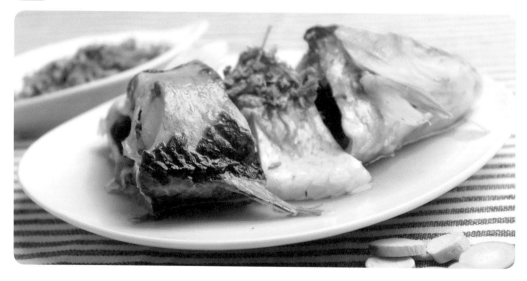

濕熱引起的急慢性盆腔炎

　　盆腔炎是一種十分常見的疾病，可由濕熱、經期衛生不良、體質虛弱、產後恢復不好等引發。患盆腔炎會影響女性的身體健康，除了日常飲食、休息需要格外注意外，中醫治療宜以清熱解毒、涼血消炎、行氣活血、軟堅散結、破瘀生新為主。

完美配對

敗醬草
＋

薏仁
＋

紅藤

清熱解毒，活血消癥

敗醬草味辛、苦，性涼，歸胃、大腸、肝經。具有清熱解毒、消癰排膿、活血行瘀等功效。用於實熱瘀滯所致的胸腹疼痛、產後瘀滯腹痛、腸癰、肺癰及瘡癰腫毒等症。

薏仁味甘、淡，性涼，歸脾、胃、肺經。具有健脾滲濕、除痺止瀉、清熱排膿等功效。用於盆腔炎、水腫、腳氣、小便不利、濕痺拘攣、脾虛泄瀉、肺癰、腸癰、扁平疣等症。

紅藤味苦，性平，歸大腸、肝經。具有清熱解毒、活血、祛風等功效。用於盆腔炎、經閉經痛、腸癰腹痛、風濕痺痛、跌撲腫痛等症。

三藥均善解毒消癰排膿，合用清熱、利濕、散瘀，相輔相成。

對症調養方

敗醬茶

食材 敗醬草 5 克，薏仁 3 克，紅藤 3 克，綠茶 3 克，白糖適量。

做法 將前三味藥材洗淨加水煎煮後，去渣取汁煮沸沖泡綠茶，最後放白糖調味即可。

用法 代茶飲。

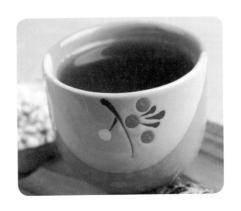

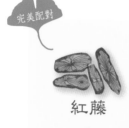

完美配對

紅藤
＋
白頭翁

清熱解毒，化瘀散結

紅藤味苦，性平，歸大腸、肝經。具有清熱解毒、活血、祛風等功效。用於盆腔炎、經閉經痛、腸癰腹痛、風濕痹痛、跌撲腫痛等症。

白頭翁味苦，性寒，歸胃、大腸經。具有清熱解毒、涼血止痢等功效。用於盆腔炎、熱毒血痢、陰癢帶下等症。

紅藤長於清熱解毒，散結消癰，活血止痛。白頭翁清肝與大腸之熱毒，涼血止痢。兩藥合用，清熱解毒，一兼活血，一兼涼血，合用相得益彰，解毒消癰的功效益增。

對症調養方

紅藤白頭翁茶

食材　紅藤 5 克，白頭翁 8 克。

做法　將紅藤和白頭翁加水煎煮 10 分鐘，去渣取汁飲用。

用法　每日代茶飲。

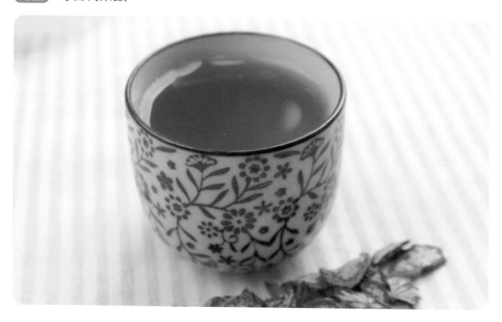

月經伴有血塊

月經時如果有較大的子宮內膜脫落,即有血塊,屬於正常的生理現象。但如果子宮內膜有感染的情況下,會有出血增多、腹痛等現象,此時治療宜以止血健脾為主。

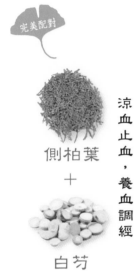

完美配對

側柏葉
+
白芍

涼血止血,養血調經

側柏葉味苦、澀,性寒,歸肺、肝、脾經。具有涼血止血、生髮烏髮等功效。用於月經失調、月經帶有血塊、崩漏下血、吐血衄血、咯血、便血、血熱脫髮、鬚髮早白等症。白芍味苦、酸,性微寒,歸肝、脾經。具有平肝止痛、養血調經、斂陰止汗等功效。用於月經失調、月經帶有血塊、失眠心悸、頭痛眩暈、脅痛、腹痛、四肢攣痛、血虛萎黃、自汗、盜汗等症。

側柏葉涼血止血,入血分既能涼血,又去血分之濕熱。白芍涼血清熱。兩藥合用,涼血育陰而止血,治熱迫血行之月經帶有血塊、胎熱腹痛等。

對症調養方

側柏葉白芍茶

食材 側柏葉 3 克,白芍 4 克,白糖適量。

做法 將以上三味藥材放入茶杯中,沖入沸水,加蓋悶 5 分鐘,即可飲用。

用法 每日 1 劑,代茶飲。

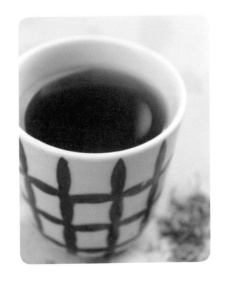

寒濕引起的
月經量過多或同時經痛

　　月經量過多或同時經痛是因為女性身體虛，寒邪侵襲所致。行經前後或經期出現下腹及腰骶部疼痛，嚴重者腹痛劇烈，面色蒼白，手足冰冷，甚至昏厥，稱為「經痛」，亦稱「行經腹痛」。經痛常持續數小時或1～2天，一般經血暢流後，腹痛緩解，治療宜以行血通經為主。

完美配對

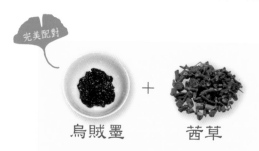

烏賊墨　＋　茜草

攝血止血，行血通經

.烏賊墨味苦，性平，歸肝經。具有收斂止血、通經等功效。用於月經量過多、經痛、功能性子宮出血、消化道出血、肺結核咯血等症。

茜草味苦，性寒，歸肝經。具有涼血、止血、祛瘀、通經等功效。用於月經失調、經痛、崩漏、經閉瘀阻、吐血、衄血、外傷出血、關節痹痛、跌撲腫痛等症。

烏賊墨益肝腎，收斂止血，和血脈，調衝任。茜草止血化瘀，行血通經。兩藥行而化瘀通經，斂而收攝止血，調衝任和血脈，合用相得益彰。

對症調養方

烏茜湯

食材 烏賊墨6克，茜草炭5克，地榆炭3克，櫟木4克，蒲黃炭3克，槐花炭6克，薺菜20克，馬齒莧8克，甘草5克。

做法 將以上藥材加水煎煮，取汁即可。

用法 日煎1劑，早、晚溫服。

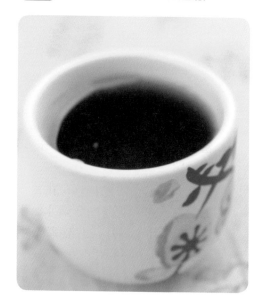

氣滯血瘀引起的 經痛

　　中醫認為經痛多因氣血運行不暢或氣血虧虛所致，氣滯血瘀型經痛，常會伴有經前或經期下腹脹痛、經量少、經色紫黯夾血塊、血塊排出後疼痛減輕、月經結束後疼痛消失，以及胸脅、乳房脹痛等症，可用具有活血化瘀作用的中藥方加以治療。

完美配對

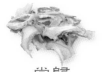

當歸

＋

川芎

活血行血，調經止痛

當歸味甘、辛，性溫，歸肝、心、脾經。具有養血安神、調經止痛、潤腸通便等功效。用於月經失調、經痛、虛寒腹痛、腸燥便祕、血虛萎黃、眩暈心悸、跌撲損傷等症。

川芎味辛，性溫，歸肝、膽、心包經。具有活血行氣、祛風止痛等功效。用於經痛、婦人血閉無子、頭痛、寒痹、筋脈緩急等症。

當歸養血活血，調經止痛，甘溫而潤，辛香善於行走。川芎活血行氣，祛風止痛，上行頭目，下行血海，昇陽氣，祛濕氣，味辛升散而不守，為血中氣藥。兩藥配伍，能開子宮，又能通達氣血，散瘀止痛，可使補而不滯。

對症調養方

當歸川芎粥

食材　當歸 5 克，川芎 3 克，小米 50 克，鹽適量。

做法　將小米洗淨後，和當歸、川芎一起放入鍋中，加入適量清水，用大火煮沸後，轉小火熬煮至粥成，最後加鹽調味即可。

用法　每日代早餐食用。

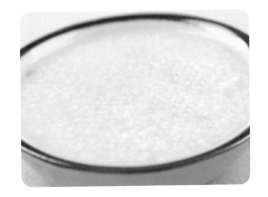

脾虛引起的經期過長或閉經

　　經期過長是指行經時間 7 天以上，甚至淋漓不斷達半月方淨，經量不多，或稍多於正常量。中醫認為經期過長主要是脾虛失攝所致。中醫認為，脾有消化食物中的營養物質和輸送水液以及統攝血液等作用，脾虛則運化失常，並可出現營養障礙和經期過長甚至閉經等症，治療時宜以通經健脾為主。

完美配對

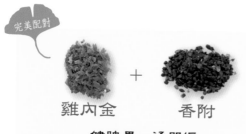

雞內金　＋　香附

健脾胃，通閉經

雞內金味甘，性寒，歸脾、胃、小腸、膀胱經。具有健胃消食、澀精止遺等功效。用於閉經、食積不消、嘔吐瀉痢、小兒疳積、遺尿、遺精等症。

香附味辛、微苦、微甘，性平，歸肝、脾、三焦經。具有行氣解鬱、調經止痛等功效。用於經閉經痛、月經失調、乳房脹痛、肝鬱氣滯、胸脅痛、腹脹、消化不良、胸脘痞悶、寒疝腹痛等症。

雞內金消食磨積，健運脾胃，凡虛勞之症，其經脈多瘀滯，加雞內金於滋補藥中，以化其經絡之瘀滯，而病始可愈。香附疏肝解鬱。兩藥疏肝與消導並用，相輔相成，共收健脾運、消積滯的功效。

對症調養方

香附內金黃鱔湯

食材 香附 6 克，雞內金 10 克，黃鱔 50 克，鹽適量。

做法 將黃鱔處理乾淨後，切段，加香附、雞內金同煮至肉熟，最後放鹽調味即可。

用法 佐餐而食。

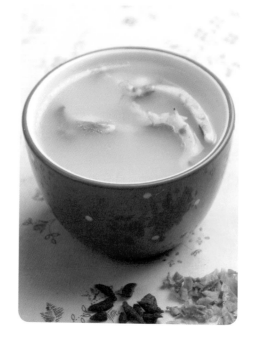

內分泌功能失調引起的閉經

　　閉經指月經不來潮，可由全身或局部病變引起，因內分泌功能失調而引起的月經閉止不行，屬於病理性閉經。在日常生活中，要加強飲食營養，增強體質，保持心情愉快，注意適當休息，患者可對症參照服用以下藥方。

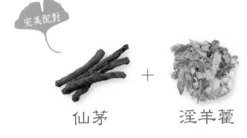

完美配對

仙茅 ＋ 淫羊藿

補腎壯陽，除濕調經

仙茅味辛，性熱，歸腎、肝、脾經。具有溫腎壯陽、祛寒除濕等功效，可用於閉經、陽痿精冷、筋骨痿軟、腰膝冷痺、陽虛冷瀉等症。

淫羊藿性溫，味辛、甘，歸肝、腎經。具有補腎陽、強筋骨、祛風濕等功效。用於閉經、陽痿遺精、筋骨痿軟、風濕痺痛、麻木拘攣、更年期高血壓等症。

兩藥合用，補腎壯陽，除濕調經，治衝任不調，命門火衰之經閉、不孕症、脊髓炎、更年期高血壓等。

對症調養方

仙茅淫羊藿茶

食材 仙茅、淫羊藿各 3 克。

做法 將以上藥材加水煎煮後，取濃汁服用即可

用法 每日 1 劑。

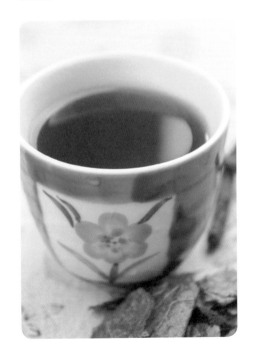

完美配對

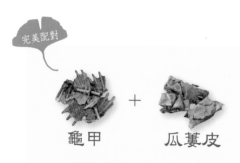

龜甲　＋　瓜蔞皮

滋陰潤燥，調衝任

瓜蔞皮味甘、微苦，性寒。具有清熱滌痰、寬胸散結、潤腸等功效。用於閉經、肺熱咳嗽、痰濁黃稠、胸痹心痛、乳癰、肺癰、腸癰等症。

龜甲味鹹、甘，性微寒，歸肝、腎、心經。具有滋陰潛陽、益腎強骨、養血補心等功效。用於閉經、陰虛潮熱、骨蒸盜汗、頭暈目眩、虛風內動、筋骨痿軟、心虛健忘等症。

龜甲滋腎調衝任，補血止血。瓜蔞潤滑而降，化痰熱，滌滯散結，疏肝鬱潤肝燥。兩藥合用，潤燥滑滯，去著開閉，滑滯不傷正，滋養不礙滯，有滋陰潤燥、調衝任的功效。

對症調養方

龜甲瓜蔞粥

食材　龜甲 30 克，瓜蔞皮 1 枚，陳皮 5 克，粳米 80 克，白糖適量。

做法　將龜甲洗淨去雜質後打碎，先煎半小時，再加瓜蔞皮、陳皮，煎煮 20 分鐘，取汁去渣。粳米熬煮成粥後，加入藥汁和勻煮 5 分鐘，最後加白糖調味即可。

用法　佐餐隨量而食。

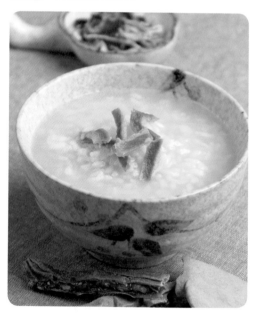

白帶異常、關節痠痛

　　隨著年齡增長，體質減弱，白帶異常、關節痠痛等症狀也悄然而出。如今，「白帶異常、關節痠痛」在醫院婦科就診量中佔 60%，其中又以成年女性為多。當白帶量多、味臭、顏色改變或呈膿狀，並同時伴隨關節痠痛時，預示著一些婦科疾病和其他疾病的發生，治療時宜以宣通鬱滯為主。

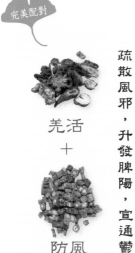

完美配對

羌活 ＋ 防風

疏散風邪，升發脾陽，宣通鬱滯

　　羌活味辛、苦，性溫，歸膀胱、腎經。具有散寒、祛風、除濕、止痛等功效。用於關節酸重、肩背痠痛、喉嚨不適、風寒感冒頭痛、風濕痺痛等症。

　　防風味辛、甘，性溫，歸膀胱、肺、脾經。具有發表、祛風、勝濕、止痛等功效。用於白帶異常、骨節痠痛、外感風寒、頭痛、目眩、項強、風寒濕痺、四肢攣急、破傷風等症。

　　羌活疏散肌表風濕，條達肢體，通暢血脈。防風祛風勝濕，除脾家濕鬱，升發脾陽。兩藥上浮升散，既能祛風勝濕，又可升發脾陽，除脾濕止瀉，還可宣通鬱滯，李東垣視此兩藥為昇陽散鬱藥。

對症調養方

羌活防風茶

食材 羌活、綠茶各 5 克，防風、蒼朮、川芎、白芷各 3 克。

做法 將除了綠茶以外的藥材洗淨，加水煎煮去渣，取汁煮沸後沖泡綠茶即可。

用法 代茶飲。

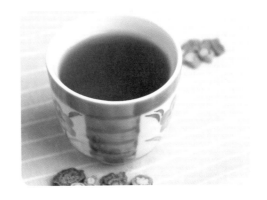

白帶異味或白帶過多

　　女性到了青春期，由於卵巢的發育，開始分泌雌激素，便出現白帶。正常白帶是白色的，有時透明，有時黏稠，無異味。青春期時，白帶量有周期性變化，有時增多，有時減少。過了青春期，基本恢復正常，但如果白帶過多，那就預示著患有婦科疾病，除需要前往醫院進行治療外，還可對症服用以下藥方。

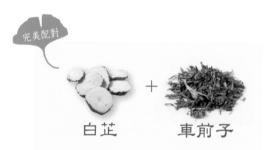

完美配對

白芷　＋　車前子

清熱利濕，化濁止帶

白芷味辛，性溫，歸胃、大腸、肺經。具有通竅止痛、散風除濕、消腫排膿等功效。用於白帶異常、鼻塞、鼻淵、感冒頭痛、眉棱骨痛、牙痛、瘡瘍腫痛等症。
車前子味甘，性微寒，歸肝、腎、肺、小腸經。具有清熱利尿、滲濕通淋、明目、祛痰等功效。用於白帶異常、水腫脹滿、熱淋澀痛、暑濕泄瀉、目赤腫痛、痰熱咳嗽等症。

白芷祛風燥濕，化濕濁辟穢，消腫排膿。車前子滲濕瀉熱。兩藥芳化滲利，使濕熱上下分消，合用相得益彰，增清熱利濕、化濁止帶的功效。

對症調養方

車前白芷茶

食材　車前子、白芷、花茶各 3 克。

做法　用 250 毫升水煎煮前兩味藥材至水沸後，取汁沖泡花茶即可。

用法　代茶飲。

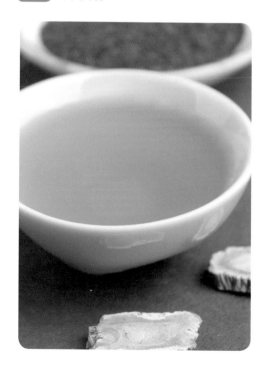

崩漏、帶下病

　　崩漏是指婦女非週期性的子宮出血，其發病急驟，暴下如注。大量出血者為「崩」；病勢緩，出血量少，淋漓不絕者為「漏」，是婦女月經病中較為嚴重複雜的一個症狀。白帶量明顯增多，色、質、氣味發生異常，或伴全身、局部症狀者，稱為「帶下病」。崩漏、帶下病治療宜以清熱解毒、止血滋陰為主。

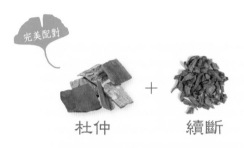

完美配對

杜仲　＋　續斷

補肝腎，壯筋骨，止崩漏

杜仲味甘，性溫，歸肝、腎經。杜仲入氣分，能補肝腎而強筋骨，又能固衝任安胎元。用於妊娠漏血、腎虛腰痛、胎動不安、高血壓等。

續斷味苦、辛，性微溫，歸肝、腎經。具有止崩漏、補肝腎、強筋骨、續折傷等功效。用於崩漏、胎漏、腰膝酸軟、風濕痹痛、跌撲損傷等症。

兩藥合用，前者培補肝腎，直達下部筋骨氣血，後者通調血脈、補筋骨，在於關節氣血之間，止血寓有行血，使補血止血而不留瘀，並能加強補肝腎止崩漏之效。

對症調養方

杜仲續斷燉雞蛋

食材 雞蛋 2 個，杜仲 5 克，續斷 6 克。

做法 將所有食材放入鍋中，注入適量清水，用大火煮沸。再將雞蛋放入煮熟後，撈出來剝掉外殼，再放入鍋中續煮 10 分鐘即可。

用法 每日 1 次。

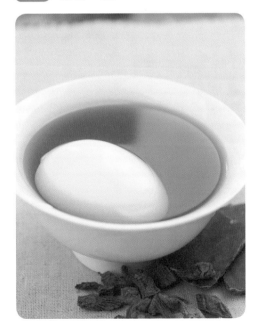

經期乳房脹痛

　　女性在月經前幾天經常發生乳房脹痛現象，這種脹痛在月經來潮以後就會消失，很多女性認為這是經前正常現象而不去治療，結果年齡大了以後就容易患子宮肌瘤、乳腺增生甚至婦科腫瘤等嚴重的婦科疾病。一旦出現這樣的症狀，除了需注意日常飲食、睡眠外，還可對症服用以下藥方，幫助緩解脹痛。

完美配對

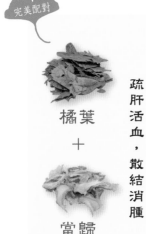

橘葉
＋
當歸

疏肝活血，散結消腫

橘葉味苦、辛，性平，歸肝經。具有疏肝、行氣、化痰、消腫毒等功效。用於乳癰、脅痛、肺癰、咳嗽、胸膈痞滿、疝氣等症。

當歸味甘、辛，性溫，歸肝、心、脾經。具有調經止痛、潤腸通便等功效。用於虛寒腹痛、腸燥便祕、血虛萎黃、眩暈心悸、月經失調、跌撲損傷等症。

橘葉專散肝、胃兩經熱滯，散結消腫。當歸調經止痛。兩藥一疏肝，一養肝體，疏中有養，氣血雙調，肝胃均治，相輔相成，有疏肝和胃調氣血、散結消腫的功效。

對症調養方

當歸橘葉燉雞

食材　當歸 10 克，橘葉 10 克，紅棗 5 枚，雞 1 隻，薑、鹽、胡椒粉各適量。

做法　將前三味藥材洗淨待用，再將雞洗淨、切塊、焯水。除了鹽和胡椒粉，所有材料一起下鍋用大火煮沸，轉小火慢燉 2 小時後，放鹽、胡椒粉調味即可。

用法　佐餐隨量而食。

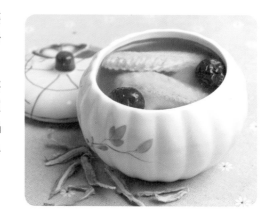

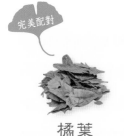

橘葉

＋

橘核

疏肝散結消腫

橘葉味苦、辛，性平，歸肝經。具有疏肝、行氣、化痰、消腫毒等功效。用於乳癰、脅痛、肺癰、咳嗽、胸膈痞滿、疝氣等症。

橘核味苦，性平，歸肝、腎經。具有理氣、散結、止痛等功效。用於乳癰腫痛、小腸疝氣、睪丸腫痛等症。

橘葉疏肝行氣，消結散腫。橘核疏理肝氣，溫化痰結，散結止痛。兩藥合用相得益彰，增疏肝散結消腫的功效。

對症調養方

橘核枸杞豬肝湯

食材 橘葉 5 克，橘核 10 克，枸杞子 10 克，豬肝 150 克，薑片、鹽各適量。

做法 將前兩味藥材加水煎煮，取其汁和洗淨的枸杞子、處理乾淨的豬肝共煮 10 分鐘，最後加薑片、鹽續煮 3 分鐘即可。

用法 佐餐隨量食用。

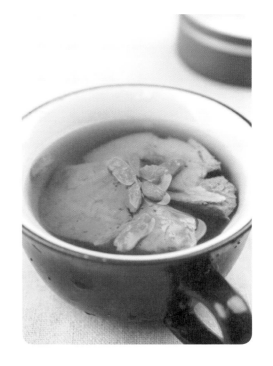

完美配對

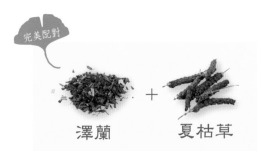

澤蘭　　　　夏枯草

活血散結，清肝消乳脹

澤蘭味苦、辛，性微溫，歸肝、脾經。具有活血化瘀、行水消腫等功效。用於乳房腫痛、月經失調、經閉、經痛、產後瘀血腹痛、水腫、關節腫痛等症。

夏枯草味辛、苦，性寒，歸肝、膽經。具有清火、明目、散結、消腫等症。用於乳癰腫痛、乳腺增生、目赤腫痛、目珠夜痛、頭痛眩暈、瘰癧、癭瘤、甲狀腺腫大、淋巴結結核、高血壓等。

澤蘭散肝鬱，活血和營。夏枯草散鬱結，清肝火，兼補厥陰血脈。兩藥疏散鬱結不剛燥，清肝不寒閉，補養不礙滯，相輔相成，有活血散結、清肝消乳脹的功效。

對症調養方

澤蘭夏枯草煲瘦肉

（食材）澤蘭 6 克，夏枯草 10 克，豬瘦肉 200 克，薑片、鹽各適量。

（做法）除了鹽將其他材料洗淨齊下鍋共煲，待肉熟再放鹽調味即可。

（用法）每日 1 次，吃肉喝湯。

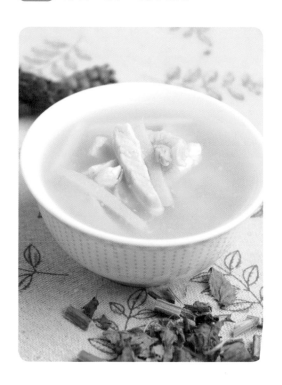

肝腎虧虛引起的男子不育

　　精血乃生命之本，化育之基，維繫身體之生長、發育與生殖之力，如果男子出現肝腎虧虛，就極易造成不育。此類患者在飲食上要多食用壯陽補腎的食物，還可多食用含鋅的食物，在治療上宜以補肝腎為主。

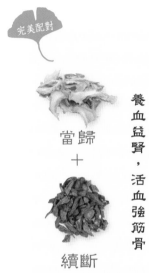

完美配對

當歸
＋
續斷

養血益腎，活血強筋骨

當歸味甘、辛，性溫，歸肝、心、脾經。具有養血補氣、調經止痛、潤腸通便等功效。用於男子不育、虛寒腹痛、腸燥便祕、血虛萎黃、眩暈心悸、月經失調、跌撲損傷等症。

續斷味苦、辛，性微溫，歸肝、腎經。具有補肝腎、強筋骨、續折傷、止崩漏等功效。用於男子不育、腰膝酸軟、風濕痹痛、崩漏、胎漏、跌撲損傷等症。

當歸養血活血，藥理研究證明其有較好抗維他命E缺乏的作用。續斷補肝腎、強筋骨，藥理研究證明其含有豐富的維他命E成分，有促進組織再生的作用。兩藥合用，相得益彰，有養血益腎、活血強筋骨的功效。

對症調養方

當歸續斷羊腰湯

食材 當歸10克，續斷10克，羊腰子250克，蔥段、薑片、鹽、料理米酒、胡椒粉各適量。

做法 將當歸、續斷浸透切片；羊腰子切開除白色臊腺，洗淨、切片、焯水。除鹽、胡椒粉外所有材料一起下鍋，注入適量清水，用大火煮沸後轉小火燉30分鐘，最後加鹽、胡椒粉調味即可。

用法 隨餐隨量食用。

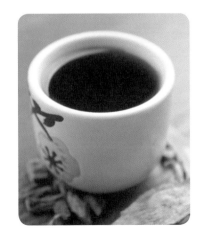

下焦濕熱引起的攝護腺炎

　　攝護腺炎讓很多男性有苦難言，不僅治療十分困難，而且還會反復發作。中醫認為攝護腺炎可由下焦濕熱所引起，常見症狀為尿急、尿頻、尿痛、尿黃赤、尿道灼熱，或大便祕結，睪丸及會陰部墜脹疼痛等。此類患者大多在日常生活中嗜食菸酒以及辛辣食物，中醫治療宜以滋陰清熱通絡為主。

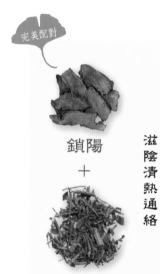

完美配對

鎖陽
＋
忍冬藤

滋陰清熱通絡

　　鎖陽味甘，性溫，歸脾、腎、大腸經。具有補腎陽、益精血、潤腸通便等功效。用於攝護腺炎、陽痿滑精、腸燥便祕等症。

　　忍冬藤味甘，性寒，歸肺、胃經。具有清熱解毒、疏風通絡等功效。用於攝護腺炎、關節紅腫熱痛、溫病發熱、熱毒血痢、癰腫瘡瘍、風濕熱痹等症。

　　鎖陽補腎益精血。忍冬藤清熱通絡。兩藥合伍，滋腎潤燥不戀邪，通絡清熱不傷正，相輔相成，有滋陰清熱通絡的功效。

對症調養方

鎖陽忍冬粥

食材　鎖陽 8 克，忍冬藤 10 克，粳米 40 克。

做法　將前兩味藥材加水煎煮，取汁與洗淨的粳米熬煮成粥。

用法　每日代早餐空腹食用。

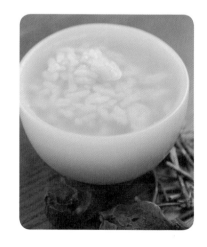

產後體虛

　　分娩是女人一生中最大的一個考驗，生產完的女性，身體都特別虛弱，通常會出現怕風、怕冷、疲倦乏力、食慾不振等症。因而，在生活、飲食方面都需要特別注意，一忌大汗，二忌洩，三忌通利小便。同時還需內服外養，多服用益氣固表的藥方，使身體迅速恢復。

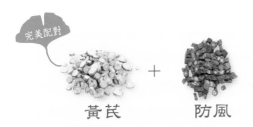

完美配對

黃芪　＋　防風

益氣固表，止汗御風

黃芪味甘，性溫，歸肺、脾經。具有補氣固表、利尿托毒、排膿、斂瘡生肌等功效。用於氣虛乏力、食少便溏、中氣下陷、久瀉脫肛、血虛萎黃、內熱消渴等症。

防風味辛、甘，性溫，歸膀胱、肝、脾經。具有解表祛風、勝濕、止痙、止瀉等功效。用於產後體虛、脾胃不適、感冒頭痛、風濕痺痛、風疹搔癢、破傷風等症。

黃芪補氣昇陽固表。防風解表祛風。兩藥合用，補中兼疏，不戀邪不散洩傷正，相輔相成，更增益氣固表禦外風、清肌表祛風的功效。

對症調養方
黃芪防風牛肉湯

食材　黃芪 10 克，防風 10 克，白朮 10 克，紅棗 10 枚，牛肉 250 克，蔥、薑、鹽各適量。

做法　將牛肉洗淨，切小塊，焯水後過涼水待用。接著洗淨前四味藥材放入鍋中，大火煎煮半小時，去渣留汁。再將牛肉放入藥汁內小火慢燉 2 小時至牛肉熟透，最後放蔥、薑、鹽調味即可。

用法　隨餐而食。

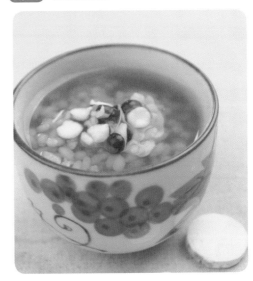

更年期症候群

　　更年期是指女性從生育期向老年期過渡的一段時期，一般在 45 ～ 55 歲進入更年期，可出現一系列症狀，如月經紊亂、烘熱汗出、心悸心慌、胸悶憋氣、頭暈耳鳴、失眠多夢、心煩易怒、精神抑鬱、便祕、水腫、血壓忽高忽低等，這一系列症狀統稱為更年期症候群。治療宜以補益肝腎、平補陰陽為主。

完美配對

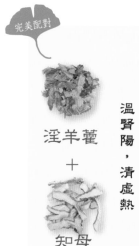

淫羊藿
＋
知母

温腎陽，清虛熱

淫羊藿味辛、甘，性溫，歸肝、腎經。具有補腎陽、強筋骨、祛風濕等功效。用於更年期高血壓、陽痿遺精、筋骨痿軟、風濕痺痛、麻木拘攣等症。

知母味苦、甘，性寒，歸肺、胃、腎經。具有平補陰陽、清熱瀉火、生津潤燥、止咳化痰等功效。用於腸燥便祕、肺熱燥咳、外感熱病、高熱煩渴、骨蒸潮熱、內熱消渴、便祕等症。

淫羊藿補命門助腎陽，不燥烈。知母清熱瀉火，滋腎潤燥退虛熱。兩藥助腎陽與清虛熱合用，陰陽並調，相輔相成，有溫腎陽、清虛熱的功效。

對症調養方

淫羊藿知母燉烏骨雞

食材　烏骨雞 1 隻（約 300 克），藥包 1 個（淫羊藿、仙茅各 10 克，知母 5 克，巴戟天 8 克，當歸 10 克，黃柏 6 克），薑片、鹽各適量。

做法　將烏骨雞處理乾淨，肚內塞入藥包和薑片，一起放入鍋內，注入清水，燉 2 小時，加鹽調味即可。

用法　隨餐隨量而食。

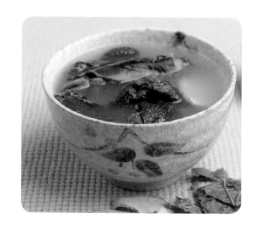

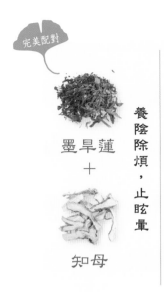

完美配對

墨旱蓮
＋
知母

養陰除煩，止眩暈

墨旱蓮味甘、酸，性涼，歸肝、腎經。具有滋補肝腎、涼血止血等功效。用於更年期心煩氣躁、各種吐血、腸出血、頭髮早白等症。

知母味苦、甘，性寒，歸肺、胃、腎經。具有清熱瀉火、生津潤燥、止咳化痰等功效。用於肺熱燥咳、外感熱病、高熱煩渴、骨蒸潮熱、內熱消渴、腸燥便祕等症。

墨旱蓮養肝腎之陰。知母滋陰而降虛火，清熱除煩。兩藥甘寒清養，合用相得益彰，增清養之功，而無鎮降膩滯之弊。

對症調養方

墨旱蓮知母瘦肉湯

食材　墨旱蓮 20 克，知母 10 克，紅棗 5 枚，豬瘦肉 200 克，鹽適量。

做法　先將藥材洗淨，紅棗去核待用；豬瘦肉洗淨切片。鹽以外的所有材料一起下鍋，小火慢煮至豬肉熟透，最後放鹽調味即可。

用法　隨餐隨量而食。

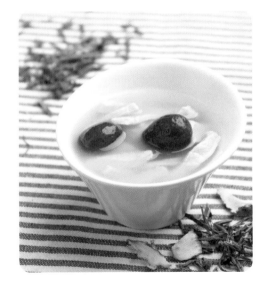

精關不固引起的遺精、陽痿

　　遺精、陽痿通常是由於性生活習慣不良、體質較差等所引發的疾病。因精關不固所引起的陽痿、早洩，通常症狀為性慾減退、陰莖勃起遲緩、房事早洩、遺精，且伴有腰膝酸軟、精神萎靡、夜尿頻多、畏寒肢冷、面色少華等症。中醫治療宜以滋陰補腎、益氣昇陽為主。

完美配對

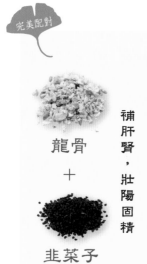

龍骨
＋
韭菜子

補肝腎，壯陽固精

龍骨味甘、澀，性平，歸心、肝、腎、大腸經。具有鎮驚安神、斂汗固精、止血澀腸、生肌斂瘡等功效。用於遺精淋濁、陽痿早洩、驚癇癲狂、怔忡健忘、失眠多夢、自汗盜汗、吐衄便血、崩漏帶下、瀉痢脫肛、潰瘍久不收口等症。

韭菜子味辛、甘，性溫，歸肝、腎經。具有助陽、固精、補肝腎、暖腰膝等功效。用於陽痿，遺精，遺尿，小便頻數，腰膝酸軟、冷痛，白帶過多等症。

龍骨固澀滑脫。韭菜子補肝腎壯陽固精。兩藥一補精，一固澀，一興陽道，一澀精氣，合用相得益彰，有興陽道固精的功效。

對症調養方

龍骨韭菜子粥

食材　龍骨 3 克，韭菜子 10 克，粳米 80 克。

做法　將龍骨、韭菜子洗淨，加水煎煮後去渣留汁待用。接著將粳米熬煮成粥後加入藥汁，再煮 5 分鐘左右即可。

用法　日煎 1 劑，早、晚溫服。

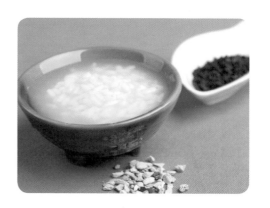

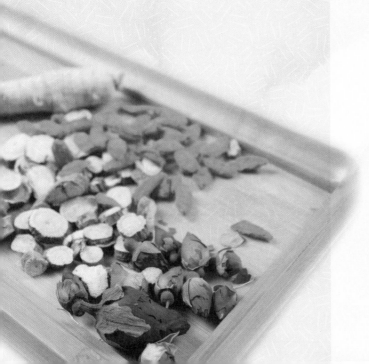

第 12 章

其他常見病症中藥配伍

——小病不求醫，在家輕鬆解決

風寒感冒引起的 發熱

　　風寒感冒，顧名思義就是因為受了風寒而感冒，尤其冬春季節以風寒感冒居多。感冒屬於自癒性疾病，一般病程在 1 週內，輕者可不治療，重者需至醫院接受醫生治療。感冒通常會引起發熱、咳嗽、口乾等症，尤其是發熱，需要多注意，一旦引發高熱，需立即送往醫院治療，以免病情加重。

完美配對

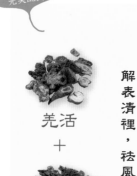

羌活
＋
紫蘇葉

解表清裡，祛風除濕

　　羌活味辛、苦，性溫，歸膀胱、腎經。具有散寒、祛風、除濕、止痛等功效。用於風寒感冒頭痛、喉嚨不適、風濕痺痛、肩背痠痛等症。
　　紫蘇葉味辛，性溫，歸肺、脾經。紫蘇葉的重要作用就是解表散寒，風寒發熱正是因為表寒發散不去，導致內熱不舒。所以風寒發熱用紫蘇葉後，可以幫助散表寒，然後發汗，熱自然就退了。

　　紫蘇葉與羌活搭配，祛風散寒，緩解感冒頭痛、喉嚨不適等症狀，發汗時應注意不要受風，可用乾毛巾擦乾，同時注意保暖。

對症調養方

羌活蘇葉飲

食材　羌活 5 克，紫蘇葉 3 克。

做法　將以上兩味藥材放入砂鍋中加水燒開，以小火煎 20 分鐘後，去渣取汁飲用。

用法　每日睡前 1 劑。

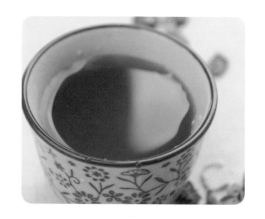

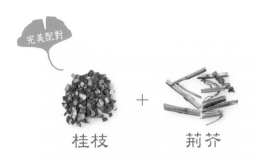

完美配對

桂枝 ＋ 荊芥

輕陽疏散，解肌發表

桂枝味辛、甘，性溫，歸心、肺、膀胱經。具有發汗解肌、溫通經脈、助陽化氣、平衡降氣等功效。用於風寒感冒發熱、心悸、心動過緩、脘腹冷痛、血寒經閉、關節痹痛、痰飲、水腫等症。

荊芥味辛，性微溫，歸肺、肝經。具有解表散風、透疹等功效。用於感冒、頭痛、麻疹、風疹、瘡瘍初起、崩漏、產後血暈等症。

桂枝行里達表，溫通氣血，調和營衛，解肌表散風寒。荊芥輕揚疏散，善發表散風邪。兩藥味辛氣香，疏散溫通，合用相得益彰，共收解肌發表、祛風寒的功效。

對症調養方

桂枝荊芥湯

食材 桂枝、荊芥各 5 克。

做法 將藥材加水煎煮後，濾渣取汁服用。

用法 日服 1 次。

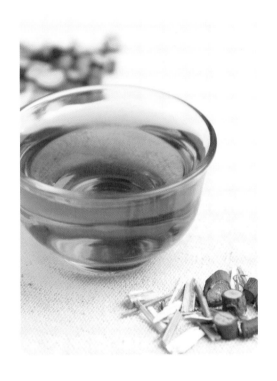

流行性感冒

　　流行性感冒簡稱流感，是流感病毒引起的急性呼吸道感染，也是一種傳染性強、傳播速度快的疾病，中醫治療宜以養陰解毒為主。

完美配對

板藍根
＋

玄參

清熱解毒，滋陰降火

　　板藍根味苦，性寒，歸心、胃經。具有清熱解毒、涼血利咽等功效。用於流行性感冒、發熱、溫毒發斑、舌絳紫暗、痄腮、喉痹、爛喉丹痧、大頭瘟疫、丹毒、癰腫等症。

　　玄參味鹹，性寒，歸肺、腎、胃三經。具有清熱涼血、瀉火解毒、強陰益精、補腎明目等功效。用於流行性感冒、發熱煩渴、自汗盜汗、便祕、吐血衄血、咽喉炎、肺結核等症。

　　板藍根清熱解毒，涼血消腫，善治流行性感冒、咽喉紅腫。玄參質潤性寒，滋陰瀉火，善除頭面浮游之火，又能解毒散結。兩藥配用，一清一滋，清熱利咽作用加強，對陰虛蘊毒之咽喉腫痛有效。

對症調養方

板藍根玄參甜茶

食材　板藍根 5 克，玄參 3 克，冰糖適量。

做法　將板藍根、玄參放入鍋中，加水煎煮成濃汁，再加冰糖續煮 10 分鐘即可。

用法　每日 1 劑，取濃汁服用。

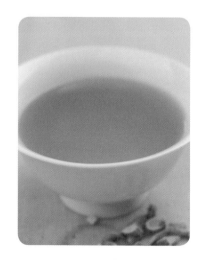

各種虛證引起的自汗、盜汗

　　在白天輕微活動就會出汗，稱為「自汗」；在晚上入睡以後，就開始大量出汗，人醒了汗馬上就停，稱為「盜汗」。自汗和盜汗均可由各種虛證引發，因而治療上宜以固表止汗、益氣止汗為主。

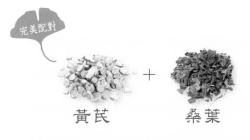

完美配對

黃芪　＋　桑葉

益氣固表，散熱止汗

　　黃芪味甘，性溫，歸肺、脾經。具有補氣固表、利尿托毒、排膿、斂瘡生肌等功效。用於自汗、盜汗、氣虛乏力、食少便溏、中氣下陷、久瀉脫肛、血虛萎黃、內熱消渴等症。

　　桑葉味甘、苦，性寒，歸肺、肝經。具有疏散風熱、清肺潤燥、清肝明目等功效。用於自汗、盜汗、風熱感冒、肺熱燥咳、頭暈頭痛、目赤昏花等症。

　　黃芪甘溫益氣，固表止汗，補氣攝血。桑葉甘寒清宣，疏解肺衛風邪，清熱潤燥。兩藥甘寒、甘溫並用，補固清宣並施，補不壅滯，清宣不耗散，相輔相成，有固表清宣止汗、益氣輕清止血的功效。

對症調養方

黃芪桑葉湯

食材 黃芪 10 克，桑葉 5 克。

做法 將黃芪和桑葉加水 500 毫升煎至 200 毫升。

用法 代茶飲。

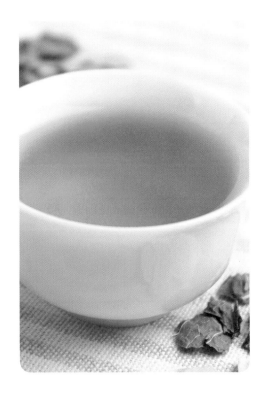

老年人體虛易病

　　隨著生活水平的日益提高，人們對生活品質普遍關注，尤其是老年人，在走過人生的風風雨雨之後，健康大大受損，而且身體器官都逐漸出現衰老跡象。腰酸背痛、免疫力下降、體力不支、記憶力下降，這些都是體虛的症狀，此時不妨服用大補元氣的藥方。

完美配對

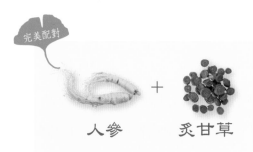

人參　　＋　　炙甘草

大補元氣，強固五臟

人參味甘、微苦，性平，歸脾、肺、心經。具有大補元氣、復脈固脫、補脾益肺、生津、安神等功效。用於心力衰竭、心源性休克、體虛欲脫、肢冷脈微、脾虛食少、肺虛喘咳、津傷口渴、內熱消渴、久病虛羸、驚悸失眠、陽痿宮冷等症。

炙甘草味甘，性平，歸心、肺、脾、胃經。具有補脾和胃、益氣復脈等功效。用於心悸、心動過緩、脾胃虛弱、倦怠乏力等症。

人參大補元氣。炙甘草益氣補虛，通經脈。兩藥合用，能大補元氣，強固五臟。

對症調養方

炙甘草湯

（食材）炙甘草 12 克，生薑 9 克，人參 6 克，生地黃 30 克，桂枝 9 克，阿膠（烊化服）6 克，麥冬 10 克，麻仁 10 克，紅棗 30 枚。

（做法）將以上藥材酌加清酒和水煎煮。

（用法）每日 1 劑。

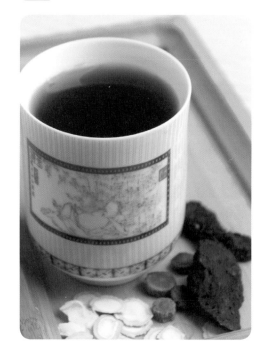

完美配對

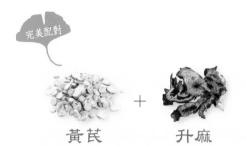

黃芪　　　　升麻

補氣昇陽，托透邪毒

黃芪味甘，性溫，歸肺、脾經。
具有補氣固表、利尿托毒、排膿、
斂瘡生肌等功效。用於氣虛乏
力、食少便溏、中氣下陷、久瀉
脫肛、血虛萎黃、內熱消渴等症。
升麻味辛、微甘，性微寒，歸肺、
脾、胃、大腸經。具有發表透疹、
清熱解毒、升舉陽氣等功效。用
於脫肛、子宮脫垂、風熱頭痛、
口瘡、咽喉腫痛等症。

黃芪補氣昇陽，托毒解毒。升麻
升舉陽氣，透解邪毒。兩藥合用，
補托透解並行，托透邪毒之力愈
增。

對症調養方

黃芪升麻湯

食材　黃芪 15 克，當歸 12 克，升
麻、柴胡各 6 克。

做法　將藥材洗淨加水煎煮後，去
渣取汁。

用法　每日 1 劑，分 3 次溫服。

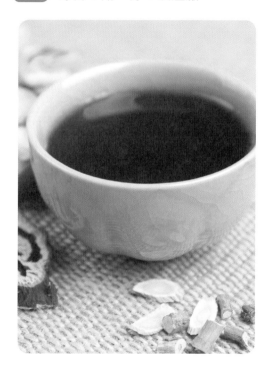

毒蟲叮咬

隨著氣溫的不斷升高，人們的衣著也逐漸單薄起來，四肢和身體其他部位也較多地暴露在陽光下，如到野外活動，外露的皮膚通常容易被一些毒蟲叮咬。一旦被毒蟲叮咬，就要盡快進行正確處置，常見的有蜜蜂蜇傷、蜈蚣蜇傷、蜘蛛蜇傷、蜱蟲叮咬、隱翅蟲皮炎等。

完美配對

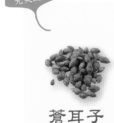

蒼耳子
＋

綠豆

祛風脫敏解毒

蒼耳子味辛、苦，性溫，歸肺經。具有散風除濕、通鼻竅等功效。用於毒蟲叮咬、風疹搔癢、風寒頭痛、鼻淵流涕、濕痺拘攣等症。

綠豆味甘，性寒，歸心、胃經。具有清熱解毒、消暑等功效。用於瘡毒癰腫、蚊蟲叮咬、巴豆毒、附子毒、暑熱煩渴等症。

蒼耳子散風除濕，透達肌腠，善祛風解毒。綠豆清心胃熱而善解毒。兩藥合用，相得益彰，共收祛風清熱解毒的功效。臨床觀察，兩藥合用有脫敏作用，也有解藥毒的功效。

對症調養方

蒼耳子綠豆茶

食材 蒼耳子 1 克，綠豆 5 克，綠茶 3 克。

做法 用 200 毫升水煎煮蒼耳子、綠豆至水沸後，沖泡綠茶，10 分鐘後飲用，可加適量糖調味。

用法 每日早晚各 1 次，連服 3 天為 1 個療程。

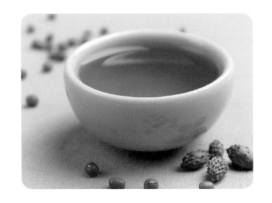

蕁麻疹

　　蕁麻疹俗稱風疹塊，屬於皮膚和黏膜微血管擴張及滲透性增加而出現的一種局部性水腫反應，通常在 2 ～ 24 小時內消退，但會反復發生新的皮疹，蕁麻疹在中醫治療上宜以調血化斑為主。

完美配對

山楂

＋

青皮

消積調氣血，助透化斑疹

山楂味酸、甘，性微溫，歸脾、胃、肝經。具有消食健胃、行氣散瘀等功效。用於蕁麻疹、斑疹、高血脂、肉食積滯、胃脘脹滿、瀉痢腹痛、瘀血經閉、產後瘀阻、心腹刺痛、疝氣疼痛等症。

青皮味苦、辛，性溫，歸肝、膽、胃經。具有疏肝破氣、消積化滯、暖胃等功效。用於蕁麻疹、斑疹、食積腹痛、胸脅脹痛、疝氣、乳核、乳癰等症。

山楂、青皮合用有化積滯調氣血以鬆肌，助透化斑疹的功效。

對症調養方

山楂青皮粥

食材　青皮 10 克，山楂 30 克，粳米 60 克。

做法　將青皮、山楂分別洗淨切碎，放入砂鍋煎煮取汁。將粳米洗淨加水煮成粥後，再倒入青皮山楂汁煮 5 分鐘即可。

用法　早、晚各食用 1 次。

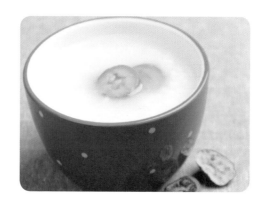

外傷骨折

　　人體骨折後的恢復分為三個階段，即初期、中期和後期，因每個階段的恢復情況不同，在治療上也會有所不同，建議在醫生的指導下，服用補腎活血的藥方，促進血腫吸收和骨痂的生成。

完美配對

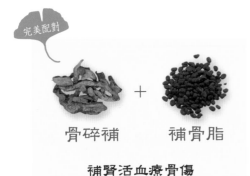

骨碎補　＋　補骨脂

補腎活血療骨傷

骨碎補味苦，性溫，歸腎、肝經。具有補腎強骨、續傷止痛、活血等功效。用於跌撲閃挫、筋骨折傷、耳鳴耳聾、腎虛腰痛、牙齒鬆動、白癜風等症。

補骨脂味辛、苦，性溫，歸腎、脾經。具有溫腎助陽、納氣、止瀉等功效。用於骨折、陽痿、遺精、遺尿、尿頻、腰膝冷痛、腎虛作喘、五更泄瀉、斑禿等症。

骨碎補益腎強骨，活血，療傷續筋，止痛。補骨脂補腎壯陽。兩藥相合，相須為用，有補腎活血、療傷止痛的功效。

對症調養方

補骨丸

食材　骨碎補 50 克，肉桂心 75 克，牛膝（去苗）1.5 克，檳榔 100 克，補骨脂 150 克（微炒），安息香（入胡桃仁搗熟）100 克。

做法　將前五味藥材搗碎，煉蜜入安息香，搗百餘杵，將藥丸製成如梧桐子大即可。

用法　餐前以溫酒食 20 丸。

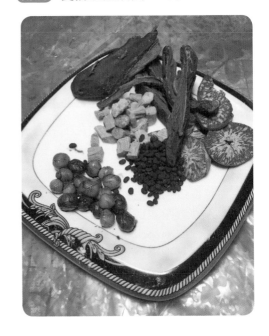

過勞傷陰引起的發熱

　　過勞傷陰通常出現在上班族之中，辦公室工作的白領由於用腦過度、生活沒規律、精神壓力過大、缺少運動等因素，導致元氣虧損、肝失疏泄，全身氣血陰陽逆亂。因為長時間的工作狀態讓身體各器官血液需求量大大增加，血氣消耗很大，極易傷陰，因而一旦發熱，需要一定的時間調養才能恢復元氣，中醫治療宜以養陰潤燥為主。

完美配對

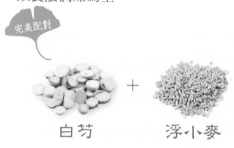

白芍　＋　浮小麥

養陰血，合營衛，潤燥

白芍味苦、酸，性微寒，歸肝、脾經。具有斂陰止汗、平肝止痛、養血等功效。用於發熱、失眠心悸、頭痛眩暈、脅痛、腹痛、四肢攣痛、血虛萎黃、月經失調、自汗、盜汗等症。浮小麥味甘、鹹，性涼。具有養心安神、滋陰止汗等功效。用於骨蒸勞熱、自汗、盜汗、臟躁症等。

白芍養陰斂營，兼能瀉熱。浮小麥益氣除虛熱止汗。兩藥配伍，斂則陰營不外洩，養則陰液得濡潤，斂汗、退熱、潤燥功效益增。

對症調養方

白芍小麥飲

食材 黃芪 20 克，白芍 12 克，生地黃 15 克，防風 10 克，黨參 15 克，麻黃根 9 克，浮小麥 25 克，煅牡蠣 30 克（先煎半小時）。

做法 將以上藥材加水 600 毫升煎至 150 毫升。

用法 每日 1 次，連服 3 日。

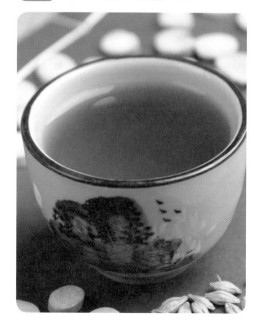

濕熱引起的濕疹

　　濕疹是一種容易反復發作的疾病，一旦人的身體接觸過敏物質，或者有某些誘因都有可能導致濕疹發作，所以濕疹患者在選擇藥物上一定要謹慎。由濕熱引起的濕疹患者，不能使用激素類藥物，因為激素會導致病情加重，還會引起其他皮膚病，中醫治療宜以祛濕濁清熱解毒為主。

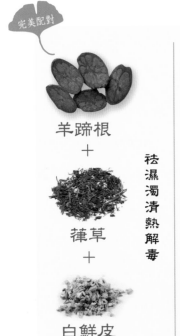

完美配對

羊蹄根
＋
萹草
＋
白鮮皮

祛濕濁清熱解毒

　　羊蹄根味苦，性寒，歸胃、肝、大腸、膀胱經。具有敗毒抗癌、清熱消炎、涼血止血、療瘡治癬等功效。用於濕疹、癬瘡等症。

　　萹草味甘、苦，性寒，歸腎、肺經。具有清熱解毒、利尿消腫等功效。用於濕疹、肺結核潮熱、腸胃炎、痢疾、感冒發熱、小便不利、腎盂腎炎、急性腎炎、膀胱炎、泌尿系結石等症。

　　白鮮皮味苦，性寒，歸脾、胃、膀胱經。具有清熱燥濕、祛風解毒等功效。用於濕疹、風疹、疥癬瘡癩、濕熱瘡毒、黃水淋漓、風濕熱痹、黃疸尿赤等症。

　　羊蹄根涼血止血。萹草清熱解毒。白鮮皮燥濕解毒，祛風止癢。三藥合用，祛濕解毒治癢瘡功效較佳。

對症調養方

羊蹄萹草白鮮粥

食材 羊蹄草 3 克，萹草 5 克，白鮮皮 5 克，粳米 40 克。

做法 將前三味藥材加水煎煮後，取汁與洗淨的粳米熬煮成粥。

用法 每日代早餐食用。

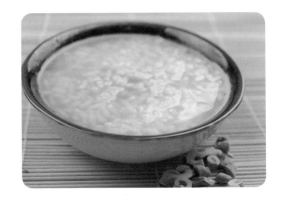

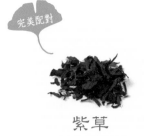

紫草
＋
土茯苓

祛濕熱瘀毒

紫草味甘、鹹，性寒，歸心、肝經。具有涼血、活血、解毒透疹等功效。用於血熱毒盛、斑疹紫黑、麻疹不透、瘡瘍、濕疹、水火燙傷等症。

土茯苓味甘、淡，性平，歸肝、胃經。具有除濕、解毒、通利關節等功效。用於濕疹、濕熱淋濁、帶下、癰腫、瘰癧、疥癬等症。

紫草涼血活血解毒。土茯苓祛濕，清熱解毒。兩藥解濕毒與祛瘀毒並用，相輔相成，濕熱瘀毒同解。

對症調養方

土茯苓紫草排骨湯

食材 土茯苓 10 克，紫草 3 克，豬排骨 300 克，薑片、鹽各適量。

做法 將豬排骨洗淨切塊，放入沸水鍋中焯去血水後，撈出洗淨；土茯苓、紫草分別洗淨後，用布袋裝好。然後將豬排骨、紫草、土茯苓、薑片一併放入鍋中，注入適量清水，大火煮沸後，轉小火熬煮 2 小時，最後加鹽調味即可。

用法 每日 1 次，隨量食用。

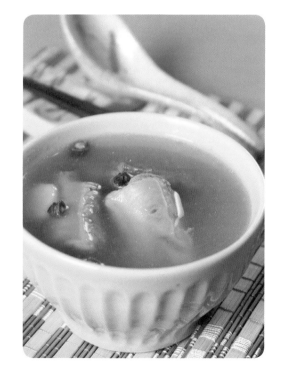

寒濕壅滯引起的水腫

　　水腫是指血管外的組織間隙中有過多的體液積聚，為臨床常見症狀之一。水腫是全身氣化功能障礙的一種症狀，與肺、脾、腎、三焦各臟腑密切相關，由寒濕壅滯引起的水腫症狀為全身水腫、胃痛、全身乏力、關節疼痛等症。在日常生活中，此類患者應該多食用具有排水利尿作用的食物，如火龍果、香蕉、紅豆、白蘿蔔等。

完美配對

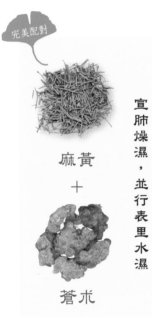

麻黃 ＋ 蒼朮

宣肺燥濕，並行表裡水濕

　　麻黃味辛、微苦，性溫，歸肺、膀胱經。具有發汗散寒、宣肺平喘、利水消腫等功效。用於風水浮腫、支氣管哮喘、風寒感冒、胸悶喘咳等症。

　　蒼朮味辛、苦，性溫，歸脾、胃、肝經。具有燥濕健脾、袪風散寒、明目等功效。用於水腫、脘腹脹滿、泄瀉、風濕痺痛、風寒感冒、夜盲等症。

　　麻黃宣肺利濕。蒼朮袪風勝濕，燥濕運脾。兩藥合用，宣利肺氣助燥濕運脾之功，並行表裡之濕，散水濕結腫之力較著。

對症調養方

麻黃蒼朮蘿蔔湯

食材 麻黃5克，蒼朮5克，白蘿蔔150克，鹽適量。

做法 將麻黃和蒼朮加水煎煮10分鐘，再放入洗淨、去皮、切塊的白蘿蔔續煮20分鐘，最後加鹽調味即可。

用法 每日1劑，取汁飲用。

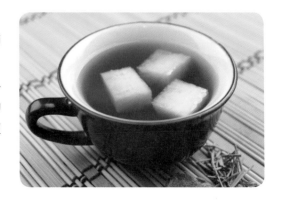

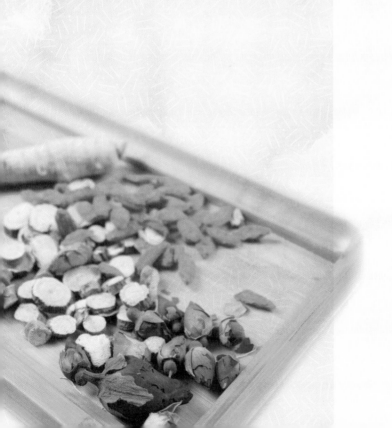

第 13 章

小兒常見症病的中藥配伍

——寶寶小病不求醫

小兒流涎

　　流涎，俗稱「流口水」，是小兒口涎不自覺地從口內流溢出來的一種普通症狀，容易被父母忽視，有些父母對此也往往一笑置之。但是這一症狀對患兒的日常生活產生嚴重影響時，如出現口周潮紅、糜爛，影響飲食，不妨試試以下藥方，對緩解流涎有一定效果。

完美配對

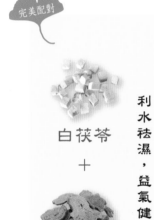

白茯苓
＋
白朮

利水祛濕，益氣健脾

白茯苓味甘、淡，性平，歸心、肺、脾、腎經。具有滲濕健脾、安神等功效。用於小兒流涎、小便不利、水腫脹滿、痰飲欬逆、嘔吐、脾虛食少、泄瀉、心悸不安、失眠健忘、遺精白濁等症。

白朮味苦、甘，性溫，歸脾、胃經。具有健脾益氣、燥濕利水、止汗、安胎等功效。用於小兒流涎、脾虛食少、腹脹泄瀉、痰飲眩悸、水腫、自汗等症。

白茯苓利水祛濕、健脾。白朮被稱之為「補氣健脾」第一要藥，具有益氣健脾、燥濕利水、止汗、安胎的功效。脾喜燥惡濕，脾氣虛弱，無力運化水份，從而產生濕邪，出現流涎症狀。兩者配伍，能增強健脾祛濕的作用。

對症調養方

白朮白茯苓飲

食材　白朮、白茯苓各 3 克

做法　將白朮和白茯苓加水煮沸 15 分鐘，濾去藥液，再加水煎 20 分鐘，將兩煎所得藥液弄勻，去渣取汁。

用法　每日 1～2 劑。

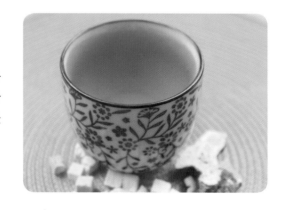

小兒過動症

　　小兒過動症是好發於兒童時期的一種心理行為障礙疾病，常見症狀為注意力無法集中、活動過多、衝動任性等，不但影響學習，還會給學校和父母帶來不少問題，父母在生活上不僅要給予極大的耐心和包容，也要善於正確引導寶寶形成良好的生活習慣，另外，在治療上宜以健脾養心、益氣安神為主。

完美配對

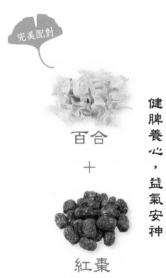

百合

＋

紅棗

健脾養心，益氣安神

　　百合味甘，性寒，歸心、肺經。具有清心安神、養陰潤肺等功效。用於小兒多動症、失眠多夢、精神恍惚、陰虛久咳、痰中帶血、虛煩驚悸等症。紅棗味甘，性微溫，歸脾、胃經。具有補脾和胃、益氣生津、調營衛、解藥毒等功效。用於心神不寧、小兒多動症、胃虛食少、脾弱便溏、氣血津液不足、營衛不和、心悸怔忡等症。

　　百合清潤肺氣，潤養心陰安心神。紅棗補中益氣、養血安神。兩藥合用，相得益彰，有健脾養心肺、益氣安神的功效。

對症調養方

百棗雞蛋

食材　百合 10 克，紅棗 4 枚，雞蛋 1 個，白糖適量。

做法　將百合、紅棗加水 400 毫升，用大火煮沸，打入雞蛋，煮至熟透，最後加白糖調味即可。

用法　每日 1 劑，分 2 次服用。

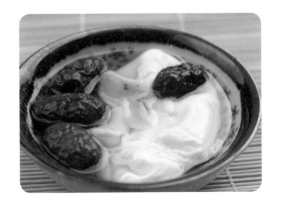

小兒鵝口瘡

　　鵝口瘡是一種常見的兒童口腔疾病，這種疾病因為常常在口腔內發生白色黏膜，有時這種黏膜白的像一片雪，多見於嬰幼兒。寶寶患了鵝口瘡通常會感到口腔不適，有時會感到疼痛，多半寶寶會因此減少吃奶，久而久之就會出現營養缺乏症，父母應慎重對待。

完美配對

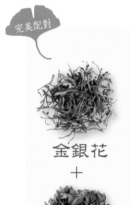

金銀花 ＋ 連翹

清氣分熱，透解血熱

　　金銀花味甘，性寒，歸肺、心、胃經。具有清熱解毒、涼散風熱等功效。用於鵝口瘡、喉痺、癰腫疔瘡、痤瘡、丹毒、熱毒血痢、風熱感冒、溫病發熱等症。連翹味苦，性微寒，歸肺、心、小腸經。具有清熱解毒、消腫散結等功效。用於鵝口瘡、癰疽、瘰癧、乳癰、丹毒、風熱感冒、溫病初起、溫熱入營、高熱煩渴、神昏發斑、熱淋尿閉等症。

　　金銀花清芳疏透，能清氣熱，也可透解血熱。連翹輕清上浮，清氣分熱，兼能疏散透解。兩藥輕清透達，既清氣分邪熱，又透解血分邪熱，清解不傷正。

對症調養方

金銀花連翹飲

- **食材** 金銀花、連翹、黃柏、澤瀉各2克。
- **做法** 將以上藥材加水煎煮後，取汁服用。
- **用法** 每日1劑，分2次服用。

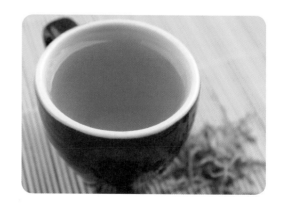

大青葉

+

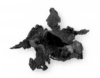

玄參

清熱涼血，養陰解毒

大青葉味苦，性寒，歸心、胃經。具有清熱解毒、涼血消斑等功效。用於小兒鵝口瘡、疔腮、喉痺、溫邪入營、高熱神昏、發斑發疹、黃疸、熱痢、丹毒、癰腫等症。

玄參味甘、苦、鹹，性微寒，歸肺、胃、腎經。具有涼血滋陰、瀉火解毒等功效。用於小兒鵝口瘡、白喉、舌絳煩渴、咽痛、病毒性流感、熱病傷陰、溫毒發斑、津傷便祕、骨蒸勞嗽、目赤、癰腫瘡毒等症。

大青葉解心、胃兩經實熱火毒，清熱涼血，消腫利咽。玄參滋陰降火解毒，尤善降虛火、利咽喉。兩藥合用相得益彰，增清熱涼血解毒利咽的功效。

對症調養方

青葉玄參粥

食材 大青葉 3 克，玄參 4 克，小米 40 克，白糖適量。

做法 將前兩味藥材加水煎煮取汁，與洗淨的小米共同熬煮成粥，最後加白糖調味即可。

用法 佐餐隨量食用。

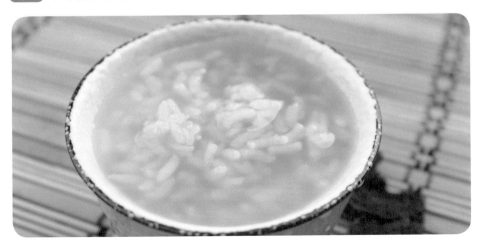

小兒夜啼

　　啼哭是嬰兒的一種本能性反應，因為在嬰兒時期尚沒有語言表達能力，「哭」就是表達要求或痛苦的一種方式。如飢餓、口渴、衣著過冷或過熱等原因，均可引起小兒哭鬧，這種哭鬧是正常的本能性反應。但如果是在晚上睡眠時，出現間歇哭鬧或抽泣，則是小兒夜啼症，如果不加以治療，會使孩子睡眠不足影響其生長發育，進而影響其身體健康。

完美配對

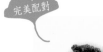

黑棗

＋

芡實

行氣止痛，健脾益腎

黑棗性甘，味溫，歸脾、胃經。具有滋補肝腎、潤燥生津、行氣止痛等功效。用於小兒夜啼、糖尿病、氣血不足等。

芡實味甘、澀，性平，歸脾、腎經。具有益腎固精、補脾止瀉、祛濕止帶等功效。用於夢遺滑精、遺尿尿頻、脾虛久瀉、白濁、帶下等症。

黑棗能滋補肝腎，潤燥生津。芡實益腎固精，補脾止瀉。兩藥合用，可使小兒肝腎得到滋養，心寧神安，從而緩解夜間啼哭症狀。

對症調養方

小麥黑棗芡實飲

食材　小麥 20 克，黑棗 5 枚，芡實 5 克

做法　將黑棗去核，與小麥、芡實共放進鍋內，加清水適量熬煮。

用法　每日 1 劑，取汁 1 次飲完，連服 5 ～ 7 天。1 歲以下減半。

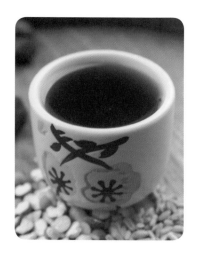

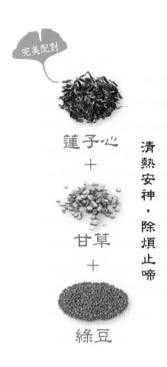

完美配對

蓮子心
＋
甘草
＋
綠豆

清熱安神，除煩止啼

蓮子心味苦，性寒，歸心經。蓮心是去心火，清熱除煩的良藥，同時也能鎮靜安神，小兒因溫病或者暑熱導致的夜不能寐均可用蓮子。

甘草味甘，性平，歸脾、胃經。具有補脾益氣、清熱解毒、祛痰止咳、緩急止痛、調和諸藥等功效。對於飲食過度、脾胃鬱熱導致的小兒夜啼有緩解作用。

綠豆味甘，性涼，歸心、胃經。具有清熱解毒的功效。三者搭配，有清熱解毒的功效，甘草又可緩解藥物本身的毒性，可除心肺之熱，尤其適合因溫病及暑濕導致的小兒夜啼。

對症調養方

安心綠豆粥

食材 蓮子心 1 克，甘草 5 克，綠豆 40 克，小米 20 克。

做法 先將蓮子心和甘草用水煎 20 分鐘後取汁，然後將藥汁加水與洗淨的小米、綠豆一起熬成粥。

用法 每次取 200 毫升左右綠豆粥給小兒食用，每天 2～3 次。本方僅適合熱證引起的小兒夜啼。

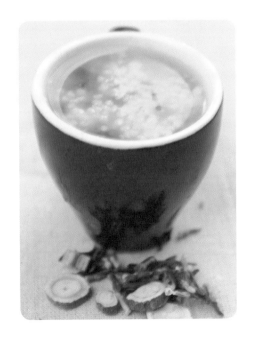

水痘

　　水痘是由帶狀皰疹病毒初次感染引起的急性傳染病，冬春兩季多發，其傳染性強，接觸或飛沫均可傳染。過敏兒發病率可達 95％以上，主要發生於嬰幼兒階段，學齡前兒童也較多見，除了要進行早期隔離外，同時還要注意避免小兒用手指抓撓，以免留下疤痕。

完美配對

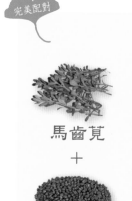

馬齒莧
＋
赤小豆

清熱解毒，利濕消腫

馬齒莧味酸，性寒，歸大腸、肝、脾經。具有清熱利濕、涼血解毒等功效。用於水痘、細菌性痢疾、急性胃腸炎、急性闌尾炎、乳腺炎、痔出血、白帶等症。

赤小豆味甘、酸，性平，歸心、小腸經。具有利水消腫、解毒排膿等功效。用於水腫脹滿、黃疸尿赤、風濕熱痺、癰腫瘡毒、腸癰腹痛等症。

馬齒莧清熱解毒，散血消腫。赤小豆利水消腫，解毒排膿。兩藥結合，清熱解毒與宣散涼血並用，使外邪病毒散出體外，從而達到消痘解毒的作用。

對症調養方

馬齒莧赤小豆羹

食材　鮮馬齒莧 20 克，赤小豆 20 克。

做法　將赤小豆洗淨，用溫開水泡軟。再將鮮馬齒莧搗爛榨取原汁，與赤小豆共搗成漿最後沖入適量沸水，加蓋煮 15 分鐘，候涼可用。

用法　每日 1 劑，連服 3～5 天。

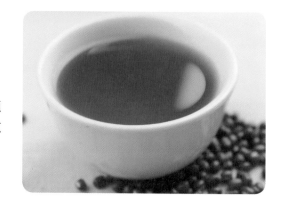

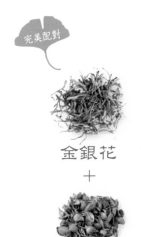

完美配對

金銀花
＋
連翹

清熱解毒，疏散風熱

金銀花味甘，性寒，歸肺、心、胃經。具有清熱解毒、涼散風熱等功效。用於小兒水痘、癰腫疔瘡、痤瘡、喉痺、丹毒、熱毒血痢、風熱感冒、溫病發熱等症。連翹味苦，性微寒，歸肺、心、小腸經。具有清熱解毒、消腫散結等功效。用於水痘、癰疽、瘰癧、乳癰、丹毒、風熱感冒、溫病初起、高熱煩渴、神昏發斑、熱淋尿閉等症。

金銀花清熱解毒，涼散風熱。連翹清熱解毒，疏散風熱。兩藥相輔相成，可即時將小兒體內的毒氣排除，且不傷身。

對症調養方

銀翹一丁湯

食材 金銀花、連翹、車前子、六一散各 3 克，紫花地丁 5 克。

做法 將以上藥材用紗布包裹，第一次煎煮藥液 50 ～ 100 毫升，分 2 ～ 3 次內服；第二次煎煮藥液外洗患部。

用法 每日 1 劑。

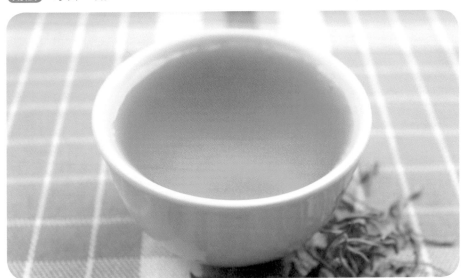

小兒便祕

　　小兒便祕大多是由於飲食導致腸道功能紊亂而致，而有些則是由於使用過一些抗生素導致菌群失調所致，常見症狀為大便乾燥、堅硬，祕結不通，排便間隔較久（多於 2 天），或雖有便意而排不出大便，中醫治療宜以潤腸通便、順氣導滯為主。

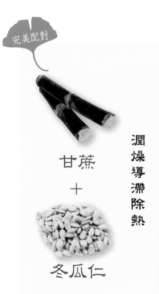

完美配對

甘蔗
＋
冬瓜仁

潤燥導滯除熱

　　甘蔗味甘，性平，歸肺、胃經。具有除熱止渴、和中寬膈、行水等功效。用於小兒便祕、發熱口乾、肺燥咳嗽、咽喉腫痛、心胸煩熱、反胃嘔吐、妊娠水腫等症。

　　冬瓜仁味甘，性微寒，歸肺、大腸經。具有清肺降痰、潤燥導滯的功效。

　　兩味藥均性質溫和，潤燥導滯，既能緩解小兒便祕，又不傷及小兒嬌嫩的脾胃。

對症調養方

甘蔗冬瓜仁汁

食材　新鮮甘蔗 200 克，冬瓜仁 5 克。

做法　將甘蔗去皮切塊，與冬瓜仁一起放入榨汁機中，加適量水榨汁，濾渣即可。

用法　每日 1 劑，分早晚 2 次喝完。

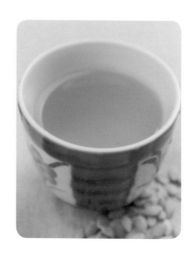

完美配對

南瓜根
＋
菠菜

利濕熱，潤燥滑腸

南瓜根味甘、淡，性平，歸肝、膀胱經。具有利濕熱、通乳汁等功效。用於小兒便祕、濕熱淋證、黃疸、痢疾、乳汁不通等症。

菠菜味甘，性涼，歸大腸、胃經。具有滋陰平肝、止咳潤腸等功效。用於小兒便祕、高血壓、頭痛、目眩、風火赤眼、糖尿病等。

南瓜根利濕熱、通乳汁。菠菜滋陰平肝、止咳潤腸。兩藥通用，既可清除體內濕熱之氣，降除脾胃之火，又可潤燥滑腸通便。

對症調養方

菠菜潤腸粥

食材 菠菜 30 克，南瓜根 20 克，粳米 30 克，白糖適量。

做法 將食材洗淨，南瓜根切碎後加水煎煮，取濃汁和粳米熬煮至粥成，再放入菠菜續煮 5 分鐘即可。

用法 每日 1 次。連服數天，以通便為度，1 歲以下可加白糖調味。

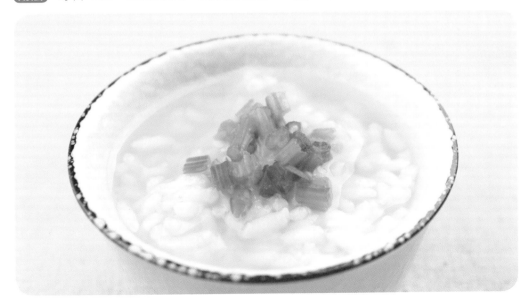

小兒厭食

　　小兒厭食是指長期食慾減退或消失、以食量減少為主要症狀，是一種慢性消化功能紊亂症候群，也是兒科的常見病、多發病，常見於 1 ～ 6 歲兒童，且有逐年上升趨勢。多由受冷暖刺激、飢飽失調或貪吃生冷食物所致，加上小兒脾胃功能虛弱，因此成疾，中醫治療宜以健脾開胃為主。

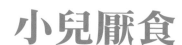

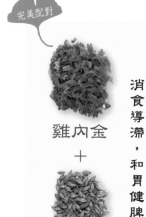

雞內金
＋
麥芽

消食導滯，和胃健脾

雞內金味甘，性寒，歸脾、胃、小腸、膀胱經。具有健胃消食、澀精止遺等功效。用於食積不消、小兒厭食、小兒疳積、嘔吐瀉痢、遺尿、遺精等症。
麥芽味甘，性平，歸脾、胃經。具有消食化積、疏肝行氣等功效。用於小兒厭食、食積不消、腹滿泄瀉、噁心嘔吐、食慾不振等症。

雞內金生髮胃氣，健脾消食。麥芽疏肝解鬱，啟脾開胃。兩藥合用，啟脾之力倍增，可使胃口開，食慾增，對治療脾胃虛弱型的小兒厭食有很好的效果。

對症調養方

麥芽內金粥

食材　麥芽 10 克，雞內金 5 克，粳米 40 克。

做法　將前兩味藥材炒乾，共研為末，再將粳米洗淨，加水和藥材粉末熬煮成粥。

用法　每日 3 次，1 歲左右兒童，每次將 2 ～ 3 克藥末混合在粥裡食用，較大的兒童酌加。

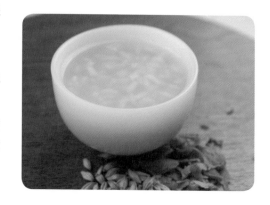

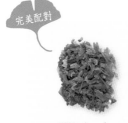

完美配對

雞內金

＋

丹參

和胃健脾，散結化積

雞內金味甘，性寒，歸脾、胃、小腸、膀胱經。具有健胃消食、澀精止遺等功效。用於食積不消、小兒厭食、小兒疳積、嘔吐瀉痢、遺尿、遺精等症。

丹參味苦，性微寒，歸心、心包、肝經。具有活血祛瘀、涼血清心、養血安神等功效。用於小兒厭食、胸脅痛、癥瘕結塊、瘡瘍腫痛、月經失調、產後瘀痛、溫病熱入營血、心悸怔忡、失眠多夢等症。

雞內金以化積為主。丹參以祛瘀為要。兩藥伍用，祛瘀生新，散結化積，開胃口，增食慾，止痛之力增強。

對症調養方

丹參內金湯

食材 丹參 3 克，雞內金 8 克，白糖適量。

做法 將丹參和雞內金加水煎煮後，去渣取汁飲用。

用法 每日 1 劑，1 歲以下小兒可加白糖調味。

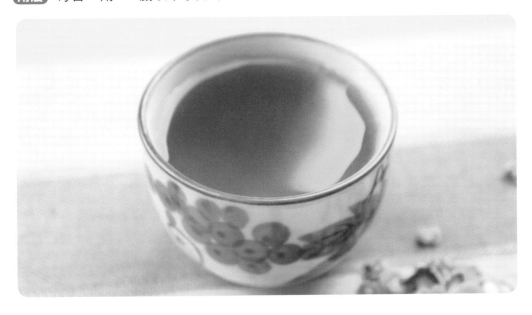

小兒咳喘、氣短

　　小兒咳喘、氣短屬於慢性呼吸道炎症疾病，常見症狀為氣急、咳嗽、咳痰、呼吸困難，肺內可聽到哮鳴音，尤其是呼氣時哮鳴音更加明顯，治療時宜以理氣化痰為主。

完美配對

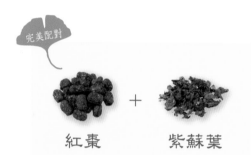

紅棗　　　　＋　　　　紫蘇葉

益氣開胃，理氣化痰

紅棗味甘，性溫，歸脾、胃經。具有補中益氣、養血安神等功效。用於體弱氣促、脾虛食少、乏力便溏、婦人臟躁等功效。
紫蘇葉味辛，性溫，歸肺、脾經。具有理氣寬中、散寒解表、宣肺化痰、解魚蟹毒等功效。用於小兒咳喘、失眠頭痛、風寒感冒、咳嗽、胸腹脹滿、魚蟹中毒等症。

紅棗補益脾胃元氣。紫蘇葉疏表散寒，利氣化痰滯，開胃。兩藥為參蘇飲之配伍，補散合用，有扶正氣散餘邪、開胃利氣化痰滯的功效。

對症調養方

紫蘇飲

食材　紫蘇葉、貝母各 2 克，紫菀 1 克，麥冬 3 克，紅棗 5 枚，葶藶子 2 克（熬令黃，別搗），炙甘草 3 克。

做法　將所有藥材切碎，加水 1200 毫升，煮取 400 毫升。

用法　每天 1 劑，分 4 次服。

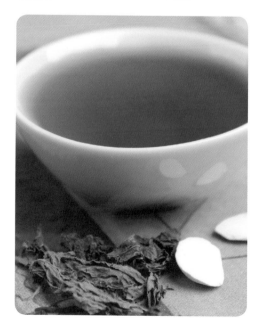

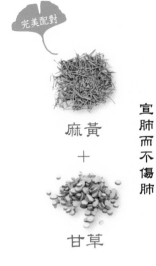

完美配對

麻黃
＋
甘草

宣肺而不傷肺

麻黃味辛、微苦，性溫，歸肺、膀胱經。具有發汗散寒、宣肺平喘、利水消腫等功效。用於支氣管哮喘、風寒感冒、胸悶喘咳、風水浮腫等症。

甘草味甘，性平，歸心、肺、脾、胃經。具有清熱解毒、補脾益氣、祛痰止咳、緩急止痛、調和諸藥等功效。用於小兒咳喘、心悸氣短、咳嗽痰多、癰腫瘡毒、痤瘡、脾胃虛弱、倦怠乏力、脘腹疼痛、四肢攣急疼痛等症。

麻黃宣肺氣止咳喘。甘草益氣緩急。兩藥合用，麻黃得甘草則不耗傷肺氣，同時也增宣肺平咳喘的功效。

對症調養方

甘草麻黃湯

食材 甘草 6 克，麻黃 2 克。

做法 將甘草和麻黃加水 500 毫升，先煮麻黃，撈去浮沫，放入甘草，煮取 300 毫升。

用法 先溫服 150 毫升，重複汗出，不汗再服。藥後注意避免風寒。

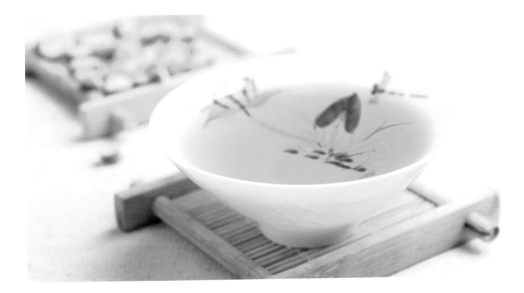

小兒食積

　　食積不是小問題，它會增加寶寶腸胃負擔，引起噁心、嘔吐、厭食、手足發熱、皮膚發黃、精神萎靡等。小兒在出現食積前通常會有一定的跡象，比如睡眠不安、食慾不振、腹脹、腹痛、口臭等，可在醫生的建議下，服用消食化滯、健脾和胃的藥方。

完美配對

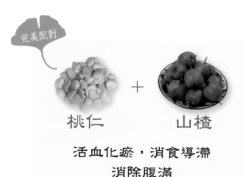

桃仁　　＋　　山楂

**活血化瘀，消食導滯
消除腹滿**

　　桃仁味苦、甘，性平，歸心、肝、大腸經。具有活血祛瘀、潤腸通便等功效。用於腸燥便祕、小兒食積、胃部不適、經閉、經痛等症。

　　山楂味酸、甘，性微溫，歸脾、胃、肝經。具有消食健胃、行氣散瘀等功效。用於肉食積滯、胃脘脹滿、瀉痢腹痛、高血脂、瘀血經閉、產後瘀阻、心腹刺痛、疝氣疼痛等症。

　　桃仁活血化瘀，除腹滿。山楂專主消食導滯，活血化瘀。兩藥活血與消導並用，化瘀助消導，消積助血行，相輔相成，有破瘀滯除腹滿的功效。

對症調養方

桃仁山楂茶

- **食材**　桃仁 3 克，山楂 10 克，陳皮 3 克
- **做法**　將所有藥材一起放入茶杯中，用沸水沖泡後，代茶飲用。
- **用法**　每日 1 劑，代茶飲用。

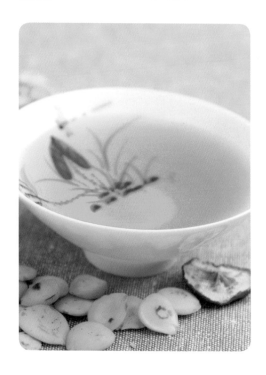

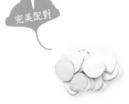

完美配對

山藥
＋
雞內金

破滯消積，生津益肺

山藥味甘，性平，歸脾、肺、腎經。具有補脾養胃、生津益肺、補腎澀精等功效。用於小兒食積、脾虛食少、久瀉不止、肺虛喘咳、腎虛遺精、泄瀉、白帶過多等症。

雞內金味甘，性寒，歸脾、胃、小腸、膀胱經。具有健胃消食、澀精止遺等功效。用於食積不消、嘔吐瀉痢、小兒疳積、遺尿、遺精等症。

山藥補脾養胃，生津益肺，雞內金健胃消食助消化，兩者合用破滯消積、養脾胃。

對症調養方

山藥餅

食材 山藥 200 克，雞內金 20 克。

做法 將山藥和雞內金共研細粉，加水做成同等大小的餅 20 個，烘熟。

用法 每次 1 個，每日 2 次。

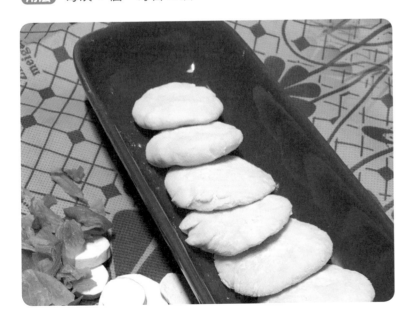

小兒腹瀉

　　梅雨季節天氣潮濕，濕氣較重，會影響人的食慾，對於體質較弱的寶寶來說，更容易引發腹瀉、感冒等疾病。除了在飲食上要多加注意外，還需配合醫生的要求，積極治療腹瀉，中藥宜以祛濕止瀉為主。

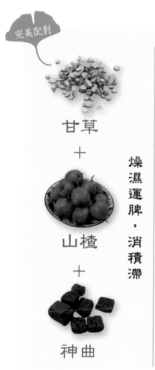

完美配對

甘草
＋
山楂
＋
神曲

燥濕運脾，消積滯

甘草味甘，性平，歸心、肺、脾、胃經。具有清熱解毒、補脾益氣、祛痰止咳、緩急止痛、調和諸藥等功效。用於小兒腹瀉、脾胃虛弱、脘腹疼痛、癰腫瘡毒、痤瘡、倦怠乏力、心悸氣短、咳嗽痰多、四肢攣急疼痛等症。

山楂味酸、甘，性微溫，歸脾、胃、肝經。具有消食健胃、行氣散瘀等功效。用於腹瀉、高血脂、肉食積滯、胃脘脹滿、瀉痢腹痛、瘀血經閉、產後瘀阻、心腹刺痛、疝氣疼痛等症。

神曲味甘、辛，性溫，歸脾、胃經。具有健脾和胃、消食調中等功效。用於小兒腹大堅積、飲食停滯、胸痞腹脹、嘔吐瀉痢、產後瘀血腹痛等症。

甘草經熱解毒。山楂消食化積，助脾健胃。神曲消導積滯。三藥合用，相得益彰，燥濕運脾、消積滯。

對症調養方

甘草山楂神曲飲

食材　神曲、山楂、清半夏、萊菔子、雞內金、茯苓、陳皮各 5 克，甘草、厚朴、檳榔、砂仁各 3 克，白芍 10 克。

做法　將藥材加水 2000 毫升，取汁 150 毫升。

用法　每日 1 劑，分 3 次服。6 劑為 1 個療程。

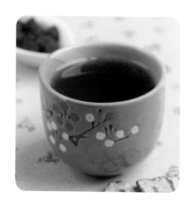

佛手

＋

山楂

＋

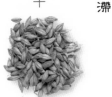

麥芽

燥濕運脾，消積滯

佛手味辛、苦、酸，性溫，歸肝、脾、胃、肺經。小兒腹瀉有時伴有嘔吐，佛手專破滯氣，有止嘔的功效。而且佛手可以暖胃，能保護寶寶的胃。

山楂味酸、甘，性微溫，歸脾、胃、肝經。具有良好的消食效果，同時山楂味酸，有一定的收斂止瀉作用。

麥芽味甘，性平，歸脾、胃經。具有溫中下氣、消宿食、暖脾胃的作用。

三者搭配，佛手止嘔，山楂止瀉，山楂和麥芽可以消食，同時又保護了寶寶稚嫩的脾胃。

對症調養方

消食粥

食材 佛手 3 克，山楂 5 克，麥芽 2 克，粳米 50 克。

做法 將前三味中藥用清水浸泡半小時，再將粳米淘洗乾淨，加入前三味中藥（帶水），熬製成粥即可。

用法 腹瀉期間早晚各 1 次，如果腹瀉嚴重，可全天不吃其他食物，早、中、晚各服 1 次。

小兒感冒發熱

　　在孩子的成長過程中，許多因素都會導致孩子發熱，其中一些是生理性的，去除誘發因素就可以緩解；另外一些是病理性的，這時候大人們不要驚慌，應立即將孩子送往醫院治療，除此之外，還可對症服用以下藥方，幫助孩子緩解病情。

完美配對

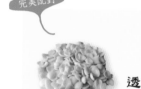

杏仁
＋

淡豆豉

透邪退熱，解肌發表

杏仁味苦，性溫，歸肺、脾、大腸經。具有調理脾胃、下氣開痺、祛痰止咳、平喘等功效。用於感冒發熱、喘滿、傷燥咳嗽、寒氣奔豚、耳聾、喉痺、腸燥便祕等症。
淡豆豉味辛、甘、微苦，性寒，歸肺、胃經。具有解肌發表、宣鬱除煩等功效。用於外感表證、寒熱頭痛、心煩、胸悶、虛煩不眠等症。

杏仁宣通肺氣，調氣分之鬱。淡豆豉輕透疏解，發微汗散表邪。兩藥合用，宣肺透邪，因勢利導，外邪從微汗而解。

對症調養方

杏仁淡豆豉粥

食材 杏仁 5 克，淡豆豉 3 克，粳米 40 克。

做法 將杏仁和淡豆豉加水煎煮後，去渣取汁加粳米熬煮成粥即可。

用法 隨餐食用。

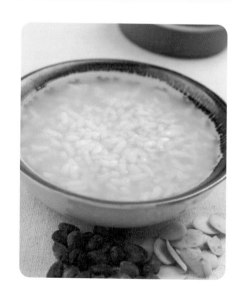

小兒汗症

　　小兒汗症為病理性盜汗，主要症狀為入睡後，頭面或胸前出汗，醒後疲倦不堪，是一種常伴有主要疾病的症候群，如肺結核往往伴有咳嗽等，小兒汗症患者則可能同時伴有食慾減退、疲乏、睡眠欠佳等症。此病症多見於嬰幼兒和學齡前兒童，尤其身體虛弱者多見，中醫治療宜以生津止汗為主。

完美配對

天冬
＋

冰糖

止汗卻不傷肺

天冬味甘、苦，性寒，歸肺、腎經。具有止汗、滋陰、潤燥、清肺、降火等功效。用於陰虛發熱、小兒汗症、咳嗽吐血、肺痿、肺癰、咽喉腫痛、消渴、便祕等症。

冰糖味甘，性平，歸脾、肺經。具有補中益氣、和胃潤肺、止咳、化痰涎等功效。用於小兒汗症、小兒瘧疾、噤口痢、口瘡、風火牙痛、肺燥咳嗽、風寒勞累所致的咳喘等症。

天冬養陰生津，止汗清心。冰糖潤肺止咳。兩藥合用，止汗卻不傷肺。

對症調養方

天冬冰糖紅棗粥

食材 天冬 5 克，粳米 30 克，冰糖 15 ～ 20 克，紅棗 2 個。

做法 將天冬洗淨，加水煎煮後去渣取汁，再將粳米和紅棗洗淨，放入天冬汁內和冰糖熬製成粥。

用法 每日代早餐服用。3 ～ 5 天為 1 個療程。

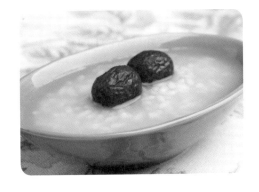

中藥完美配對調養法：名醫教你對症調養消百病

作　　者	紀　清、王桂茂
發 行 人	林敬彬
主　　編	楊安瑜
副 主 編	黃谷光
編　　輯	賴珊杉
內頁編排	賴珊杉
封面設計	高鍾琪
編輯協力	陳于雯、曾國堯

出　　版	大都會文化事業有限公司
發　　行	大都會文化事業有限公司
	11051台北市信義區基隆路一段432號4樓之9
	讀者服務專線：（02）27235216
	讀者服務傳真：（02）27235220
	電子郵件信箱：metro@ms21.hinet.net
	網　　　址：www.metrobook.com.tw

郵政劃撥	14050529　大都會文化事業有限公司
出版日期	2016年7月初版一刷
定　　價	350元
ＩＳＢＮ	978-986-5719-84-5
書　　號	Health⁺91

國家圖書館出版品預行編目（CIP）資料

中藥完美配對調理法：名醫教你對症調養消百病 / 紀清，王桂茂 主編 .
-- 初版 . -- 臺北市：大都會文化，2016.07
208 面；17×23 公分
ISBN 978-986-5719-84-5（平裝）
1. 中藥配伍

414.6　　　　　　　　　　　　　　　　　　105010279

大都會文化 讀者服務卡

書名:**中藥完美配對調養法：名醫教你對症調養消百病**

謝謝您選擇了這本書！期待您的支持與建議，讓我們能有更多聯繫與互動的機會。

A. 您在何時購得本書：_____年_____月_____日

B. 您在何處購得本書：_____書店，位於_____(市、縣)

C. 您從哪裡得知本書的消息：
　　1.□書店　2.□報章雜誌　3.□電台活動　4.□網路資訊
　　5.□書籤宣傳品等　6.□親友介紹　7.□書評　8.□其他

D. 您購買本書的動機：（可複選）
　　1.□對主題或內容感興趣　2.□工作需要　3.□生活需要
　　4.□自我進修　5.□內容為流行熱門話題　6.□其他

E. 您最喜歡本書的：（可複選）
　　1.□內容題材　2.□字體大小　3.□翻譯文筆　4.□封面　5.□編排方式　6.□其他

F. 您認為本書的封面：1.□非常出色　2.□普通　3.□毫不起眼　4.□其他

G. 您認為本書的編排：1.□非常出色　2.□普通　3.□毫不起眼　4.□其他

H. 您通常以哪些方式購書：（可複選）
　　1.□逛書店　2.□書展　3.□劃撥郵購　4.□團體訂購　5.□網路購書　6.□其他

I. 您希望我們出版哪類書籍：（可複選）
　　1.□旅遊　2.□流行文化　3.□生活休閒　4.□美容保養　5.□散文小品
　　6.□科學新知　7.□藝術音樂　8.□致富理財　9.□工商企管　10.□科幻推理
　　11.□史地類　12.□勵志傳記　13.□電影小說　14.□語言學習（_____語）
　　15.□幽默諧趣　16.□其他

J. 您對本書(系)的建議：
_____

K. 您對本出版社的建議：
_____

讀者小檔案

姓名：_____　性別：□男　□女　生日：_____年_____月_____日

年齡：□20歲以下　□21～30歲　□31～40歲　□41～50歲　□51歲以上

職業：1.□學生 2.□軍公教 3.□大眾傳播 4.□服務業 5.□金融業 6.□製造業
　　　7.□資訊業 8.□自由業 9.□家管 10.□退休 11.□其他

學歷：□國小或以下　□國中　□高中／高職　□大學／大專　□研究所以上

通訊地址：_____

電話：（H）_____　（O）_____　傳真：_____

行動電話：_____　E-Mail：_____

◎謝謝您購買本書，歡迎您上大都會文化網站（www.metrobook.com.tw）登錄會員，或至
Facebook（www.facebook.com/metrobook2）為我們按個讚，您將不定期收到最新的圖書
訊息與電子報。

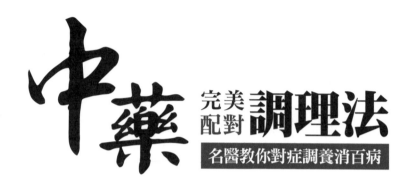

中藥 完美配對調理法
名醫教你對症調養消百病

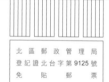

北 區 郵 政 管 理 局
登 記 證 北 台 字 第 9125 號
免 貼 郵 票

大 都 會 文 化 事 業 有 限 公 司

讀 者 服 務 部 　 　 收

11051 台北市基隆路一段 432 號 4 樓之 9

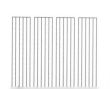